看護の生理学（第二巻）

人間をみる看護の視点

薄井坦子
瀬江千史　著

現代社白鳳選書 22

目次

目次

第二章　内部環境の調節——腹部臓器のはたらき

第一節　人間にとって内部環境とは何か

一、生命体にとって内部環境とは何か

【編集部】　この章では、肝臓と腎臓を中心にしてお話をうかがうことになります。それで、よく何でもいちばん大事なことを「肝腎」といいますが、動物や人間にとって肝臓と腎臓とは、どのような意味で「肝腎」なのか、そのあたりからお話しいただきたいのですが……。——

【瀬江】　そうですね。いちばん大切で必要なことを「肝腎」という理由は、肝臓と腎臓とが、人間がその生命を維持するうえで、非常に重要な役割を担っているからです。端的には、外部環境から相対的に独立した「内部環境」を、生命維持に必要な状態に保つ調整を直接的に行なうのが肝臓と腎臓です。

【編集部】　私たちの日常感覚からいいますと、心臓や胃腸など動く内臓は、その動きが自分の身体で感じられますから、いわばお馴染みの臓器であるのに対して、肝臓や腎臓など動かない内臓は、どこにあるのか、何をしているのかが、あまりピンときませんね。そういうめだたないところで、いわば縁の下の力持ちとしてはたらいていて、しかも非常に重要な役割を担っているということでしょうか？――

「沈黙の臓器」肝臓と腎臓のはたらき

【薄井】　肝臓や腎臓は「沈黙の臓器」といわれていて、私たちの感覚に直接サインを送ってこないのです。ですから看護する立場からいえば、ふつうの生活のなかでピンとこない臓器だからこそ、知らずして虐待しているのです。特にこわいのは、肝臓や腎臓に負担をかける生活が習慣になってしまい、ある日突然データが悪いといわれても、なかなか生活調整できないことですね。看護師の方もピンとこなかったりすると、データをみて一喜一憂するというレベルで流されてしまいかねないのです。この身体のなかでどんな臓器がどんなはたらきをしてくれているから、今、自分は生きているのだろうか、としっかり学習を深めておかないと、看護する力はでてきません。

【編集部】　それは、薄井先生が図版書（『ナースが視る人体』）の八五頁「腹部――内部環境調整の働き」でおっしゃっていること――内部環境が細胞の健全な活動を可能にするかどうかにかかっている――と同じと理解してよろしいのでしょうか？――

【薄井】　そうです。肝臓や腎臓のはたらきの意味を自覚することが、ナースにとってもっとも肝腎なことだと思うのです。

それにしても、「肝腎」という言葉をつくりだした昔の人のものごとの本質をみつめる目には感動してしまいます。健康な人と病人とを日々みつめながら、目にみえないはたらきの特徴をみぬく能力がはたらいてとりだしてきた性質なのですから、私達は先人のその努力の贈り物をしっかり受けとめて、自分の目を鍛えていきたいと思います。ゼロから出発する必要はないのですから。

【瀬江】　そうですね。

ところで、ここで肝臓と腎臓の問題に入るまえに、もう一度、第一章（第一巻）の最初のところでお話ししました「生命体とは何か」を復習していただきたいと思います。

【編集部】　といいますのは？──

【瀬江】　そこを押さえておかないと、生命体である人間にとって、肝臓と腎臓とが、文字どおり本当に「肝腎」であるという、その理由がしっかりと理解していただけないと思うからです。詳しくは、第一章をもう一度読んでいただくこととして、要点のみ簡単にあげておきましょう。

【編集部】　そうですか。わかりました。──

【瀬江】　そもそも生命体とは何でしたでしょうか。生命体の特徴は、端的にいえば「生きている」ということでした。では「生きている」とはどういうことか、をわかるためには、「生きていない」非生命体、つまり物体と比較してみなければなりません。

しかしここで大事なことは、物体と生命体とはまったく別のものではないということです。というのは、生命体はそもそも四六億年ともいわれる昔、物体である地球そのものから誕生したものであり、現在に至っても、その誕生した地球の誕生後の変化に対応するように、生命体自身が変化・発展することによって生きてきています。

生命体と地球との相互浸透

ここを少し学問的にいい直しますと、生命体と地球は、相互に規定しあいながら相互浸透することによって生きている、だから別のものとしてとらえてはならないわけです。

【薄井】何かに疑問や問題意識を感じた時、私達はついそのことについて一生懸命に考え込んでしまい、活路をみいだせなくなったりしますね。常に他のものと比較しながらそのものの特徴をみいだしていくということが、つまり共通性を押さえて相異性をみいだすという頭の訓練が、看護のように複雑な対象と取り組むうえでの土台になります。ぜひ、そのへんをお話しください。

【瀬江】はい。それでは、物体と生命体の両者に共通の性質は何かといいますと、それは「変化＝運動している」ということでした。しかし生命体というのは、その変化＝運動の形態が、物質一般と大きくちがった特殊な存在なのです。すなわち生命体は「現象レベルでは、その時その時の時点で、部分的・特殊的には、常に変化しつづけることによって、全形態にかかわる一般性レベル・本質レベルでは、変化しない状態を維持している」のです。

これは、一見すると何の変化もないようにみえても、長い間に少しずつ変化していき、変化してしまえばそれっきりである岩石などの物体と比較していただけば、その相異性がわかると思います。

生命体を維持する構造＝代謝

そして、この生命体の特殊な運動形態を維持している構造が「代謝」なのです。つまり、代謝とは生命体にのみ特有な、生命体を生命体として存在させている構造であり、代謝を行なうことによって生命体は生きている、ということができます。

【編集部】　その「代謝」についても、第一章で詳しくうかがいましたが……。――

【瀬江】　そうでしたね。しかし、もう一度ここで、簡単に復習しておきたいと思います。

その「代謝」の構造を過程的にみますと、「摂取→自己化→排出」ととらえられるのであり、摂取とは、生命体が生きるのに必要な物質を外界からとりいれる過程、自己化とは、とりいれた物質で自らをつくり自らを使う過程であり、排出とは、その結果不要となった物質を外界へもどす過程です。

さらにこれを大きな観点から眺めますと、「生命体と環境（＝地球）との相互浸透」ととらえることができるのです。つまり、生命体は、一般的には環境である地球とたえまなく相互に規定しながら、かつ規定されながら、その規定性のなかでのみ「相互浸透」することによって生きていくことができるのです。

生命体と地球が相互に量質転化

それだけに、地球上に誕生した生命体が、人間にまで進化した過程により構造的に立ちいってみますと、その相互の規定性がうまくはたらくうちは地球と生命体は、単純な相互浸透をくりかえしながら、いわば共存できていくのですが、時が流れて相互の浸透が進むにつれて、その規定性がはたらかなくなる結果、お互いが量質転化をおこす必要性がでてくる、すなわち、地球も生命体によって変えられていき、生命体も地球が変わることによって、そのままの形態・構造がとれなくなってくると、これまた、相互に規定されるかたちで変化する、生命体は進化するということになって、現在に至ったのだといってよいと思います。

【編集部】看護を例にとると、この「相互の規定の浸透の結果、お互いが量質転化をおこす」ということは、どういうばあいでしょうか？——

【薄井】看護では生活との関連で健康現象をみますので、たとえば、地球上の食物がふんだんに輸入されると日本人の食生活が変わって、体格がよくなり腸の長さが短かくなるというような体の変化が起こります。結果として、米の消費量が減ったり好みが変わったりして農業のありかたを変えざるをえないとか、経済の原理がからんで輸入品がふえるなど市場の変化が起こってきますね。市場にないものは食べられないという状況のなかで身体のつくりかえも進むというのが、現在の子供達の食生活上の問題だととらえることができます。

たとえば今の若い世代では、親が忙しくて既成品を食卓に並べたり、子供達自身で手軽に空腹感を満たせるという時代になりましたね。そうすると味覚自体が変わってしまいますから、昔ながらの食物をおいしいと感じられなくなるということもおこります。

道路が整備されて車が当然の生活手段として定着してくれば、下肢の運動機能の低下は避けられませんし、そのことは妊娠・分娩といった種の保存という原始的な身体の機能ともつながります。帝王切開による分娩がふえたことにつながる要因をたどれば、看護の視点を拡げておく必要性が理解されるのではないでしょうか?。

【瀬江】　これまで第一巻の最初にお話しした総論の部分について、少し復習してみました。つまり、「生命体とは何か」「生きているとは、どういうことなのか」「生命体にとっての外部環境である地球との相互浸透とはどのようなことなのか」などについてです。それで、この章では、それをふまえて肝臓と腎臓についてお話しすることになりますが、そのためには、次に、「生命体にとって《内部環境》とは何か」をわかっていただかなくてはなりません。

【編集部】　といいますと？――
【瀬江】　肝臓と腎臓とは、内部環境を生命維持に必要な状態に保つ調整を、直接に担っている器官だからです。

内部環境を整える肝臓と腎臓

【薄井】　私たちが生きている状態を支えている条件についてしっかりわかっていなければ、肝機能や腎機能の検査データをみた時、たんに異常値がでたとか低くなってきたといったレベルでとりあげてしまい、肝臓が悪い患者とか腎臓病の患者だから困った、ナースとしていったい何ができるのだろうとなって、生命力との関係で内部環境を読むという姿勢がでてこないのです。
【編集部】　つまり内部環境を整える仕事には、いくつかの器官がいろいろなかたちでかかわっているけれども、もっとも直接的に大きな役割を担っているのが肝臓と腎臓とである……ということでしょうか？――
【瀬江】　そうです。それでは、生命体にとって内部環境とは何かということですが、それがわかるためには、まず《外部環境》ということがわからなければなりません。外部環境とは、これまでお話ししてきましたように、生命体をとりまく外界、つまり地球です。
【編集部】　簡単にいいますと、私たちの皮膚から外側にあって、私たちをとりまいているもののすべてが、私たちにとっての外部環境ですね？――

【瀬江】　そうです。それに対して内部環境とは、生命体内部のありかたです。このようにいいますと、「どうして内部のありかたなのに《環境》なのか？　環境とはまわりをとりまくものなのではないか？」と思われる方があるかもしれません。

【編集部】　私も、つねづね、何となく不思議な言葉だと思っていました。――

内部環境がとりまくもの

【瀬江】　たしかに、環境とは何かのまわりをとりまくものです。では、内部環境とは何のまわりをとりまいているのでしょうか。それは、生命体を構成するひとつひとつの細胞のまわりです。

つまり、内部環境とは、生命体の内側で生命体を構成するひとつひとつの細胞にとっての環境のことなのです。具体的には、生命体内部において、細胞をとりまいている《体液》、すなわち《細胞外液》のことをさします。

【編集部】　つまり、細胞にとっては外部環境であるわけですね？　それを生命体全体からとらえたばあいに《内部環境》と呼ぶ……と、そういうことでしょうか？――

【薄井】　そういう構造になっていることこそが、人間が有機体であるということの意味だと押さえてほしいですね。単純な構造ではないというイメージが、すぐ浮かんでくることが大切なのですね。

【瀬江】　そうですね。この《内部環境》という概念をはじめて唱えたのが、かの有名なフランスの医学者であり、名著『実験医学序説』（三浦岱栄訳、岩波文庫）の著者でもある、クロード・

ベルナール（Claude Bernard. 1813-1878）ですが、それについてはあとでお話ししたいと思います。

なぜ内部環境が必要なのか

ここで次に考えていただきたいのは、「では生命体にとって、なぜ内部環境が必要なのか」ということです。そして、それを知るには、地球上に誕生したはじめての生命体である単細胞が、人間へと発展した過程を究明した「生命の歴史」の流れを、簡単にでも、ひもといてみなければなりません。

地球上にはじめて誕生した生命体は単細胞でした。そして、これは地球と相互浸透しなければその生命を保てないものだったのであり、それが地球と相互浸透することによって生きる過程で、変化・発展をつづける地球に適応して生きていくために、自らも変化・発展し、ついに人間に至ったわけです。

その流れを、内部環境を理解する観点から大きくとらえますと、単細胞生命体から多細胞生命体へ、さらに、さまざまなはたらきを専門に担う器官が分化した生命体へ、ととらえることができます。

地球に適応して自ら変化・発展

単細胞生命体は、現在みられるゾウリムシのようなものを思い浮かべていただけばわかりますように、たったひとつの細胞からなる生命体が、周囲をとりかこむ液体と直接に相互規定的に相互浸透することによって生きています。

つまり、周囲の液体から、生きるのに必要な酸素や水や栄養素をとりいれて自己化し、不要となったものを周囲の液体に排出することを不断に行なうことによって生きています。

【編集部】　ではゾウリムシなどは、たったひとつの細胞で代謝の全部をやりとげているわけですね。まことにけなげではありますが、考えてみればはかないものですね（笑）。それはともかく、その周囲の液体というのが、つまり小さな池や水たまりなどの水というのが、ゾウリムシにとっての外部環境であり、その液体の状態にちょっとちがった変化があれば、もうゾウリムシは生きてはいけませんね。――

【瀬江】　そうです。ところが、多細胞生命体になりますと、たとえば現在みられるカイメンやクラゲの類などのように、さらには魚類のように器官が独立分化した生命体ではなおのこと、生命体内部のひとつひとつの細胞は、直接に外部環境と相互浸透することはできません。

【編集部】　それは多くの細胞がくっつきあってかたまりになったので、表面をおおっている細胞たちはともかく、かたまりの内部に入った細胞たちは、たしかに外部環境である液体と直接にはやりとりができないということととってよろしいのでしょうか。――

一種の外部環境となる体液

【瀬江】　簡単にいってしまえばそうなります。つまり、たしかに生命体全体としてみれば、「摂取→自己化→排出」という過程によって外部環境と直接的に相互浸透しているのですが、生命体を構成するひとつひとつの細胞に着目するならば、外部環境と直接に相互浸透することはできないわけです。

しかし、そのひとつひとつの細胞もまた、生きていくためには「摂取→自己化→排出」の過程が絶対に必要なのであり、それを可能にしてくれる液体が自分の周囲に存在しないかぎり、つまり内部環境でありながら、一種の外部環境となる形式がなければ、とうてい生きてはいけません。

そこでその必要を満たすものとしてできあがったのが、生命体内部の液体である《体液》であった、ということです。

【編集部】　つまり多細胞の生物にとっての体液とは、ゾウリムシにとっての池の水であると……、そう考えてよろしいでしょうか？——

【瀬江】　そうですね。つまり生命体は、単細胞が誕生して生きることができたといわば同じ条件を内部にもつことによって多細胞化し、それができたからさらに器官が分化した高等な生命体へと発展できただけではなく、海から陸へと生活の場を移すことさえできたのです。このように、生命体は、自らを構成するすべての細胞をとり囲む体液をもつことによって生き、また発展してきたのであり、この体液がつくりだす環境を《内部環境》と呼んだのですが、ここでは、さらに次のことについて考えてみなければなりません。

それは、単細胞生命体において、それをとりまく海水（すなわち外部環境）が、その細胞を生かすのに必要な条件を維持しつづけなければ生きられなかったと同様に、多細胞生命体においては、細胞をとりまく体液（すなわち内部環境）が、細胞が生きるのに必要な条件を維持しつづけなければ生きられないということです。

これを逆からいうならば、そのような条件を維持しつづけられるしくみをつくりだすことができたからこそ、生命体は生き、また発展してきたということです。

環境の変化に順応するためのしくみ

【薄井】　生きている環境が変われば、それに順応するためのしくみをつくりださなければならないわけで、必要性が変化を生みだす、変化を生みだせば生きていける場が拡がる、というふうにつながっていくということですね。

【編集部】　ゾウリムシは淡水性のようですが、海水性の単細胞生物にとっては海水そのものが、いわば体液であるわけですね。それで、海水の状態といいますか、海水の成分や温度などに大きな変化があれば、もう生きつづけることはできませんね。多細胞生物は、いわば自分の体内に海水をためこんだかたちでしょうが、そのばあいでも、体内の海水（内部環境）の状態や成分が元の海水といつも同じでなければ生きつづけることはできない……と。その同じ状態を保ちつづけるためのしくみをつくりだしたからこそ、多細胞生物になることができた、ということでしょうか？——

【瀬江】　そうです。では内部環境は、どのようなしくみで細胞が生きる条件を維持しているのかということですが、それについてお話しするためには、もう少し内部環境について詳しくみてみる必要があります。

内部環境を担う細胞外液

内部環境を直接に担っているのは、さきほどお話ししましたように、細胞をとりまく体液、すなわち《細胞外液》です。その細胞外液は、高等動物になりますと、①組織間液と②リンパ液と③血液との三つに分けられますが、これについてはのちほどお話ししますので、ここではおくことにしまして、この細胞外液がどのようなはたらきをしているのかということです。

細胞外液のはたらきは、一般的には「細胞との相互浸透」と「外部環境との相互浸透」という、相互浸透の二重構造としてとらえることができます。

【編集部】　相互浸透の二重構造といいますと？——

【瀬江】　ちょっと難しい表現ですが、具体的に考えればすぐにおわかりいただけると思います。

相互浸透の二重構造

まず、生命体を構成するひとつひとつの細胞は、その細胞をとり囲む細胞外液から、その細胞にとって必要な酸素・水・栄養素を摂取し、それで細胞をはたらかせたり細胞をつくりかえたりすることによって自己化し、その結果不要となったものを細胞外液へと排出します。こうして、ひとつひとつの細胞は生きているわけですが、同時に細胞外液も、そのことによって変化していくのであり、これが「細胞と細胞外液との相互浸透」です。

次に、細胞外液は、生命体が外界から摂取した酸素・水・栄養素を溶かしこみ、細胞外液で増えすぎた二酸化炭素や水や老廃物（時には余りすぎた栄養素）を外界へと排出します。

これは、器官が分化形成された魚類以上の生命体においては、それぞれの器官を媒介にして行なわれます。酸素の摂取と二酸化炭素の排出は呼吸器系を介して、水と栄養素の摂取は消化器系を介して、水と老廃物の排出は泌尿器系を介して……という具合にです。

この過程を論理的にとらえれば、「細胞外液と外界とのお互いの独自性を保ちながらの相互浸透、すなわち相互規定的な相互浸透」ということができます。

【編集部】　そうしますと、細胞外液は、一方では、体内の細胞とのやりとりによって、いわば変質してきますね。つまり、酸素や栄養素や水といった必要物質はどんどん細胞に吸い取られて欠乏してきますし、また細胞から捨てられる廃棄物によって汚れがたまってきますね。しかし一方では、呼吸器系・消化器系・泌尿器系などの専門器官を仲介とする外界とのやりとりによって、汚れをとりのぞいたり必要な物質を補給したり、ともかく細胞が必要とする成分を保ちつづける……と、これが「相互浸透の二重構造」ということでしょうか？――

【瀬江】　そうです。そのように細胞外液は、細胞と外界に対して二重構造の相互浸透をしつづけているわけですが、これは何のためかといいますと、全体としてはあくまでも生命体そのものを一般的に生かすため、微視的にいえば生命体そのものを構成しているひとつひとつの細胞を生かすため、つまり生命体全体と直接にそれぞれの細胞が生きられる条件をしっかりと維持するためでした。

そうしますと、ここに大きな問題が存在することに気づかれることでしょう。

【編集部】といいますと？——

細胞外液の変化の不均一

【瀬江】それは、「細胞外液は絶え間なく変化しつづける、逆にいえば、変化しつづけなければならないことになる」ということです。つまり、細胞外液は、それぞれの細胞が必要な成分をとりつづけ、不要になったものを捨てつづけることによって、さらに外界からとりいれたものが溶かしこまれることによって、常に変化しつづけます。しかも、この変化は、高等動物になればなるほど、激しくかつ不均一なものとなるはずです。

【編集部】高等動物になればなるほど、その運動は激しいでしょうから、細胞外液の変化も激しくなることはわかりますが、その「細胞外液の変化の不均一」とは、どういうことでしょうか？——

【瀬江】そうですね。それを説明する前に、ここでちょっと《高等動物》ということの意味についてお話ししておきましょう。ここでいう高等動物とは、それぞれの専門的器官が分化した、魚類以上の動物をさしますが、この分化は、骨や筋肉などの「運動器官」と内臓の「代謝器官」、さらにこの両者を統括する脳つまり「統括器官」との三つに大きく分けてとらえることができます。

【編集部】　そうでした。第一巻の第一章で詳しくうかがいました。——

高度な運動を支える代謝

【瀬江】　どうしてこのように分化したのか、どうしてこのようにとらえなければならないのかについても、第一巻第一章でお話ししましたから、詳しくはそちらを参照していただきたいと思いますが、要するに、この分化は、環境である地球の変化に適応して生きていくために、高度な運動が必要となり、同時にその運動を支える高度な代謝が必要となってきたためにおこってきたものでした。

【編集部】　高度な運動といいますのは、生存する環境にかかわってのより複雑で素早い行動が自由自在にできるということでしょうか？——

【瀬江】　そうです。具体的には、地球の変化とともに海水の流れも海流と呼べるほどに強くなってきますが、その流れに順応したり逆らったりしながら、とどまりあるいは泳ぎ、これまた動きまわるエサをとるには、骨や筋肉という専門的な運動器官が必要となったのであり、それと直接に、そうしてとりいれたエサを自己化し、その運動を支えるだけの代謝を専門に行なう内臓が必要になったのであり、その分化は当然に、両者をひとつの生命体として統括する「脳」を必要としたのです。

このようにして誕生した高等動物は、魚類や哺乳類の活動を思い浮かべていただけばわかりますように、ただひたすらエサを追って激しく運動している時もあれば、大量にとりいれたエサを消化・吸収するために静止しなければならない時もあれば、それら双方の運動の疲れをいやすために、睡眠とか休息している時もあります。

活動のありかたによって細胞外液は大きく変化

そして、ここで大事なことは、このような活動のありかたによって、細胞外液は大きく変化させられるということです。

たとえば、激しく運動している時には、筋肉細胞は酸素や栄養素を大量に必要とするために、細胞外液からどんどん吸収し、逆に老廃物をどんどん細胞外液に排出しますし、大量にエサをとりいれた時には、消化・吸収された栄養素が一度にどっと細胞外液に溶けこんでしまうことになります。

このように細胞外液は、細胞との相互浸透と外界との相互浸透の二重構造によって、常に大きく変動する必然性をもっているわけです。

【編集部】　そうしますと、食後は安静にして、激しい運動をする直前やその最中はものを食べないほうがいいわけでしょうか？――

【薄井】　そうですね。ひとりの身体のなかを効率よくはたらかせるようにつくられているのが有機体の特徴ですから、全部を一度にはたらかせようとすると、それこそ生命力の限界を超えてしまいますね。

細胞外液を一定に保つためのケア

【編集部】　そうすると、細胞外液を一定に保つとは、看護からみれば、第一章で薄井先生がおっしゃっていました次の文言、すなわち「もっとも基本的で大事なケアは『呼吸の確保』『循環の確保』につづいて『体温の確保』となる」ということにつながるのでしょうか？――

【薄井】　そういうことです。生命力の状態にみあった活動をしているかどうかは、いわゆるバイタルサインズをみると一応わかりますね。それは細胞レベルでのはたらきに共通して要求される材料を運搬して、代謝を支える至適温度が維持されているという証拠でもあるわけです。ですからナースとしては常に呼吸・循環・体温をよい状態に整えるということが看護の基本になるわけです。

【編集部】　つまり、高等動物になると、その時の活動の具合によって、その細胞外液の状態が、ある時は汚れがひどくなったり、ある時は栄養分などが過剰になったりと、ともかく時間差によって大きなムラが発生してくるので、そのままにしておくと「常に細胞外液の成分を同じに保つ」ことが難しくなってくる、ということでしょうか？――

【瀬江】　そうです。しかも、高等動物においては、その変動は、さらに生命体内部の部分によっても不均一におこります。

時間差、部位差による細胞外液の不均一

たとえば、激しく運動している時には筋肉細胞をとりまく細胞外液が大きく変動しますし、また、消化・吸収している時には胃腸の細胞をとりまく細胞外液が大きく変動することになります。

【編集部】　そうしますと、時間差による大きなムラに加え、部位差による大きなムラも発生してくるというわけですね？――

【瀬江】　そうです。このように、細胞外液は、とくに高等動物においては、常に大きくしかも不均一に変動する必然性をもっているということです。

【編集部】　なるほど、それは大きな問題ですね。――

【瀬江】　そうです。大きな問題なのです。もうおわかりのことと思いますが、そもそも細胞外液は、生命体を構成するひとつひとつの細胞を生かすために存在しているのであり、そのために、細胞外液は、それらの細胞が生きるのに必要な条件を、常に一般的に維持しなければならないのに、一方で細胞外液は、それらの細胞を生かす過程によって、常に大きくしかも不均一に変化してしまう必然性を有しているという矛盾です。

【編集部】　たいへんな矛盾ですね。――

【薄井】　私達が患者をみる時にも、そういう矛盾の存在を前提にしてみなければ、判断の次元が異なってくるということですね。

【瀬江】　そうですね。そして、生命体は、この矛盾を解決するしくみをみごとに形成することができました。だからこそ、魚類以降の高等動物の生存と発展があったのです。

細胞外液を常に一定に維持するしくみ

【編集部】　つまり、変化することが必然である細胞外液を、常に細胞が生きるに必要な一定の条件に維持していく、そのためのしくみですね？――

【瀬江】　そうです。その役割を大きく間接的に担うのは全体としての睡眠であり、この睡眠の役割については、いずれ詳しくお話ししたいと思いますが……、部分として直接に担っているのが、ひとつには「循環器官」であり、もうひとつが「肝臓・腎臓」なのです。

前者の「循環器官」については第三章でお話しすることになります。すなわち、血管とリンパ管の形成によって、細胞外液から、循環する体液としての血液とリンパ液とが相対的に独立したわけですが、それを循環させる力をもつ心臓とともに、生命体において、どのようなしくみで、どのようにはたらいているのかなどについてお話しすることになります。

この章においては、後者の「肝臓・腎臓」が、細胞外液を、細胞が生きられる条件に維持するために、どのようにはたらいているのかについて説いていきます。それから、もちろん、前者も後者も、統括器官である「脳」によって、神経とホルモンを介して統括されているわけですが、その「脳による統括」については、第四章でとりあげることになっています。

【編集部】　よくわかりました。――

細胞外液と血液・リンパ液との関係

【編集部】　ところで、ここで、その「細胞外液」について、もう少し詳しくうかがっておきたいのです。といいますのは、これまでのお話で、細胞外液について、そのおおよその一般的な意味は理解できましたが、まだ具体的なイメージが描けません。それでまず「細胞外液と血液・リンパ液との関係」といったあたりから、うかがいたいのですが……。――

【瀬江】　そうですね……。細胞外液とは「体内に存在する液体のうちで、細胞内にある液体を除いたもの」であり、具体的には、①血液、②リンパ液、③組織間液の三つに分けられますから、血液もリンパ液も細胞外液です。

ただし、血液・リンパ液のなかには赤血球やリンパ球などの細胞成分が含まれていますから、より正確にいいますと「血液・リンパ液のうち、赤血球・リンパ球などの細胞成分を除いた液体成分は細胞外液である」といわなくてはなりません。そして、血液・リンパ液は、細胞外液のなかでも組織間液とは異なった特徴をもっています。それは、血液・リンパ液は常に体内を循環しているということです。

【編集部】　血管とリンパ管とを通路にして、たいへんな勢いで一分間に三回くらい、文字どおり全身を駆けめぐっているわけですね？――

【薄井】　そういうことです。ですからデータをみた時、いつの時点のものか？　前回のデータは？　その間にどんなことがあったか？　などと反射的に頭をめぐらせる習慣をつけないと、生命力の状態を把握することができないということですね。

なぜ循環する体液が必要になったか

【瀬江】　そうですね。なぜ循環する体液が必要になったかといえば、簡単にいえば生命体内の分業化が進んだからですが、そこに至った過程については、生命の歴史をふりかえってみなければなりません。

さきほどからお話ししてきましたように、どのような細胞も、それが生きつづけていくには、その細胞をとり囲む液体が、「細胞の生きる条件」を満たしてくれていなければなりません。つまり、その液体が、細胞が必要とするものを供給し、また不要になったものを受けとってくれなければならないのですが、細胞内で休むことなく行なわれている代謝に対応するためには、細胞をとり囲む体液も、細胞を生かすのに必要な条件を維持するために、変化しつづけなくてはなりません。

【編集部】　その変化といいますのは、つまり、細胞が内にとりいれて使った成分を補充することと、細胞が外に捨てた廃棄物を運び去ることですね。つまり、変化に対応して変化することによって、常に一定の状態を維持するということでしょうか？——

【瀬江】　そうです。生命体がまだ小さくて単純な構造であれば、その内部での体液の自然な流れにまかせておけば、それでこと足りたのですが、生命体の分業化が進んでしくみが複雑になってきますと、自然の流れにまかせておいたのでは、必要な場所に必要な成分がゆきわたらなかったり、あるいは不要なものがある場所にたまってきたり……という状態になってしまいます。

そこで、それぞれ相対的に独立して機能している各器官を結ぶ、運搬を目的とした「循環器系」が分化したのであり、そのなかにあって、運搬を直接に担うのが《血液》と《リンパ液》なのです。

成分物質の運び役、血液とリンパ液

これによって、身体を構成するすべての細胞が、必要なものを常に確実に受けとり、不要になったものをきれいに運び去ってもらい、常に自らの代謝をみごとになしとげる環境をもつことができました。すなわち、すべての部分の細胞が、個々としても全体としても、いわば均一的な環境を形成されることになったのです。そして、これが《循環》の目的なのです。

これによって細胞は、個としてまた全体として、代謝を休みなくつづけることができるわけです。逆の見方をすれば、人間の身体を構成する細胞も、この血液・リンパ液によってこそ生かされているということもできるのです。

【編集部】　つまり、血液とリンパ液とは、細胞外液のなかでも、もっぱら成分物質の運び役であって、行きは必要成分を運び、帰りは不要成分をもちかえるというわけですね。そうしますと、《組織間液》というのは、循環はしないで、いつも細胞のまわりにあって、細胞を浸しているわけでしょうか？――

【瀬江】　そうです。組織間液は、いつも細胞のまわりにあって細胞を浸しており、細胞と直接に物質のやりとりをするのはこの組織間液です。

しかし、組織間液も循環していないわけではありません。たしかに血液やリンパ液が、血管やリンパ管のなかをぐるぐるとダイナミックに循環しているのに対して、組織間液は変化していないようにみえるかもしれませんが、実はそうではないのです。

血管のなかを流れてきた血液が、毛細血管からしみだして組織間液となり、細胞との間で物質の受けわたしをして、血管やリンパ管にもどっていくのですから、そういう観点からするなら、組織間液も循環の一過程とみることができます。しかも細胞と物質のやりとりをして直接に細胞を生かしているのが、この組織間液なのですから、循環のいちばん重要な部分、いわば最前線ということができます。

【薄井】　看護の立場からいえば、脱水とか浮腫の問題として浮上してくるのですから、とても重要な内容となります。

【編集部】　では、血液・リンパ液と組織間液との間での、必要物質と不要物質の受けわたしは、どういうしくみになっているんでしょうか？――

血液とリンパ液の循環のちがい

【瀬江】　それをわかっていただくには、まず血液とリンパ液の循環のちがいからお話ししなければなりません。

血液が流れる血管を閉鎖系というのに対して、リンパ液が流れるリンパ管は開放系といわれます。どういうことかといいますと、全身の血管は動脈から毛細血管を経て静脈へ、そして心臓を経て再び動脈へと閉ざされたひとつながりの管となっていて、血管外との物質の移動はすべて毛細血管からしみだし、毛細血管にしみいるかたちでなされます。

それに対してリンパ管は、その末端である毛細リンパ管に組織間液が流れこむかたちではじまり、順次太いリンパ管となり、最後は血管系の静脈に流れこむのであり、リンパ管としてひとつながりの閉ざされた管はありません。

つまり、血液の循環をリンパ液の循環が補うかたちで全身の物質の運搬がうまくなされているのです。

【編集部】　図版書二六、二七頁に、毛細血管とリンパ管の図がございますね。――

【薄井】　リンパとかリンパ管についてイメージできない人が多いように思いましたので、この図版を入れました。結局、人体には細胞外液を一定に保つために絶妙なバイパスをつくって対処するという機能が備わっているのだという感動、これが私のイメージなのです。

【編集部】　そこはわかりましたが、では、血液・リンパ液と組織間液との間での物質受けわたしのしくみはどうなっているのでしょうか。――

物質の受けわたしのしくみ

【瀬江】　はい。まず血液のばあい、さきほどいいましたように、組織間液との物質の受けわたしは、すべて全身の組織のすみずみまで網の目のように入りこんでいる毛細血管の部分でなされます。つまり毛細血管の部分のみが物質がしみだしたり、しみいったりできる構造をもっているのです。

そして血管内の圧力（血圧）と組織間液との圧力差、および血液と組織間液の間の膠質浸透圧によって、毛細血管の動脈側から物質が組織間液へとしみだし、逆に静脈側では、物質が血管内へとしみいってくるのです。

こうして、ひとつひとつの細胞を生かすために必要物質および不要物質の運搬がうまく行なわれています。

次にリンパ液のばあいですが、こちらはさきほどいいましたように、リンパ管の末端である毛細リンパ管が組織間液のなかに開いており、そこから組織間液が入りこむかたちでリンパ液の流れが始まります。毛細リンパ管の壁は非常に薄くすき間のようになっているため、毛細血管のなかにはしみいっていけないような大きな物質、たとえば蛋白質とか細菌なども入りこむことができ、これらはもっぱらリンパ管のなかを運ばれることになります。

ただし、リンパ管には血管のような心臓からの駆動力はなく、リンパ液の移動は、周囲の組織からの圧迫や、リンパ管がまとまって最終的に静脈に入る際に引っぱられる陰圧によるため、血流の流れに比べるとゆっくりしたものになっています。

しかし、リンパ液の循環は、組織間液から血管内にしみいれない物質を運び去って、組織間液を細胞が生きるのに必要な状態に保つのに重要な役割をはたしているのです。

細菌などの異物を組織間液から運び去って、途中のリンパ節で処理するのもその役割のひとつです。

【編集部】　少しわかりやすいように、何か病気で説明していただけませんか。――

【瀬江】　そうですね。次のようなことで考えてごらんになったらよいと思います。通常の人なら経験があると思いますが、扁桃腺炎をおこすと頸部のリンパ節が腫れたり、足に化膿巣があると鼠径部のリンパ節が腫れたりするでしょう。それは、このリンパ液が病巣部から細菌を運び去り、途中のリンパ節がその細菌を処理しようとはたらいていることを示しているのです。

以上のように、血液の循環によって必要物質が供給され、不要物質が運び去られるのに加えて、リンパ液の循環によって不要物質が運び去られることによって、組織間液はひとつひとつの細胞が生きるのに必要な環境を維持できているのです。

この循環がうまくいかなくなった時に、たとえば浮腫のような症状がでてきます。これは原因はさまざまありますが、いずれにしろ、組織間液がたまりすぎた状態といってよいものなのです。

組織間液は細胞と細胞外液の仲介役

【編集部】　血液とリンパ液とは、直接に細胞と成分のやりとりをすることはなく、必ず組織間液を仲介として成分のやりとりをする……と、反対にいえば、細胞を直接にとりまいているのは組織間液である……と、こう考えていいでしょうか？——

【瀬江】　そうとっていただいて結構です。

【編集部】　それから、これはちょっと、しろうと的な疑問なんですが、すべての細胞が組織間液に浸されていなければならないとしますと、多くの細胞が集まって《組織》をつくっているばあい、細胞と細胞の間には必ず隙間がなくてはならないと思うのです。しかし、組織というのは

（早い話が、血管そのものも細胞が集まってできた組織だと思いますが……）多くの細胞ががっちりと結びつきあってといいますか、固く身を寄せあってスクラムを組んでいるわけですね。つまり、細胞どうしが細胞膜をぴったりとくっつけあっているわけでしょうね。その細胞どうしの間に隙間があるとなると、組織はばらばらになってしまうのではないか……と、しろうととしましては心配になるんですが……？　あるいは、組織というのは、たとえば、ボール球をぎゅうぎゅう詰めにして張り合わせたような状態なんでしょうか？――

【瀬江】　おもしろい疑問ですね。

簡単に答えておきますと、まず組織といってもいろいろあります。たしかにおっしゃるとおりに、上皮組織のように細胞どうしがぴったりくっつきあっているようにみえる組織もありますし、さきほどお話しした血液やリンパ液のように――これもひとつの組織です――液状の基質のなかに細胞が浮かんでいる組織もあります。

いずれにしろ、細胞どうしが必ずしも固く身を寄せあっていなくても、組織は組織としての一体性は保っているのです。

細胞間には必ずある組織間液

そしてどのような組織であっても、それを構成するひとつひとつの細胞には必ず組織間液がゆきわたっているのです。

たとえば、細胞どうしがぴったりくっつきあっているようにみえる上皮組織にしましても、それらはお互いに糊をはったようにぴったりくっつきあっているわけではありません。むしろぴったりとついている部分はごく一部であって、あとは隙間があいていたり、表面の凹凸が指をからませたようなかたちで組みあわさっていたりするものです。

したがってご心配なさることは少しもないのです。ともかくすべての生命体の細胞間には、必ず隙間が大なり小なりありまして、そのような隙間をこれまた必ず組織間液は満たしているのです。

【薄井】　その関係をイメージできるように『ナースが視る病気』では、細胞のつくりかえモデルをつくりました。細胞が細胞であるためには、細胞膜が他のものとの境界をつくることが不可欠ですので、それを二重線で示し、その外側に細胞外液が循環していて、そこから細胞は必要な物質を摂取して自己化―排出が行なわれているという単純なモデルです。この集合が組織をつくり臓器をつくり、つながりあって人体を構成するのですが、人体の皮膚が個体の細胞膜の役割をとって体内の海を守っているわけです。このようにイメージすると、一六頁の二重構造の問題もつながって理解しやすいでしょう。

【編集部】　わかりました。それから次に、その細胞外液の成分は、具体的にはどうなっているんでしょうか？――

【瀬江】　細胞外液は、一般的にいえば、細胞を全体的また個別的に生活させる環境であり、個別性を全体性との調和において発揮させるためにこその循環であることをさきに説明しましたが、内容的にみますと、細胞を生かすのに必要な物質のすべてと、細胞で不要となった物質のすべてを含んでいます。だからこそ、別の見方をすれば、細胞外液は細胞の生理的環境すなわち細胞が生きていくのに必須の環境、もっというならそれなしに細胞が生きられない環境であるといわれるのです。

細胞外液の成分

【編集部】　具体的にいいますと？――

【瀬江】　具体的には、細胞で必要なものとして、水、酸素、栄養素（糖・アミノ酸・脂肪・ビタミン・ミネラル）、ホルモンなどがあり、細胞での代謝の結果不要となったものとして、二酸化炭素、尿素、尿酸などがあります。

【編集部】　その「細胞での代謝の結果不要となったもの」というのは、いわゆる《代謝産物》といわれるものでしょうか？　それで、二酸化炭素は体内で酸素が燃やされたあとの排気ガスでしょうからわかりますが、その《尿素》と《尿酸》とについて、ここでちょっと、簡単に説明しておいていただけませんでしょうか？――

代謝産物＝二酸化炭素・尿素・尿酸

【瀬江】　二酸化炭素も尿素も尿酸も、細胞での代謝の結果生じてきたものです。

そもそも細胞が生きているとは、代謝を行なっていることであり、それは摂取し、自己化し、排出する過程であり、自己化とは細胞そのものをつくったり、細胞そのものがはたらいたりする過程でした。

その過程で、摂取した糖や脂肪や蛋白質が利用されるのですが、細胞の活動のエネルギーをうみだすには、主として糖と脂肪が使われ、その反応にまた酸素も使われ、最終的に水と二酸化炭素が残ります。

また細胞の構成成分などに利用された蛋白質も古いものはアミノ酸に分解されていきますが、そこに含まれる窒素はアンモニアに合成されます。アンモニアは細胞にとって毒性が強いため肝臓内で無害な物質である尿素に合成されます。

また尿酸は、細胞の核に存在する核酸の一部の、最終分解産物です。

このように、生きているかぎり、代謝の過程で二酸化炭素や尿素や尿酸は生じてくるわけです。

【編集部】　そうしますと、細胞外液のなかには、それらの物質が常に一定の比率といいますか、均一に含まれているように調整されていると考えてよろしいでしょうか？――

【瀬江】　いいえ、これらの物質は、すべての細胞外液に均一に存在しているわけではありません。

たとえば、直接に細胞をとり囲む体液（組織間液）と血管・リンパ管内の体液（血液・リンパ液）とでは成分がちがいますし、血管内でも動脈と静脈とでは成分がちがいますし、さらに門脈ではまた成分がちがってきます。また、同じ組織間液でも、脳と肝臓あるいは関節腔とでは成分がちがってきます。

【編集部】　動脈と静脈と門脈とでちがってくるのは理解できますが、なぜ組織間液の成分が、その部位によってちがってくるのでしょうか？――

体液の不均一性は体内の分業を支える

【瀬江】　これら体液の不均一性は体内の分業化つまり、それぞれのはたらきかたのちがいによって生じます。逆にいえば、この不均一性こそが体内の分業を支えて、身体全体の代謝を円滑に行なわせているのです。

【編集部】　身体の部位によって、そこではたらく細胞の役割はちがってくるでしょうから、その細胞たちの役割のちがいによって、必要とされる細胞外液の成分にもちがいがでてくると考えてよろしいでしょうか？――

【瀬江】　そうですね。たとえば脳の組織間液などは、他の部分とずいぶん異なります。それは、脳の毛細血管は物質が簡単には通過しにくい構造になっていて、水や酸素や二酸化炭素や糖以外はあまりもれだしてこないようになっています。

これも脳細胞が生き、またはたらくのに必要十分な組織間液といえるわけです。といいますより、こういう組織間液になっていることのなかに、脳のはたらきの特殊性がある、特殊性が生かされているというべきでしょう。

【薄井】　つまり脳細胞は、エネルギー源として糖しか使えないということです。同様に心臓は、脂肪酸をエネルギー源として使ってはたらいている、ということもわかってくるのです。

【編集部】　わかりました。――

【瀬江】　それだけに細胞外液の乱れは、細胞内の代謝を乱し、病気へと発展させてしまうことになります。海水の水質が変わると、そこに棲む魚が病気になったり死んでしまったりするのと似たようなものだと考えてください。

細胞外液の乱れは病気へと発展

【編集部】　たとえばどのような病気でしょうか？――

【瀬江】　人間のばあいですと、たとえば、嘔吐や下痢による水分とミネラルの欠乏は「脱水症」と呼ばれ、また腎不全による老廃物の蓄積は「尿毒症」と呼ばれ、いずれも細胞外液中のナトリウムやクロールが低下したり、カリウムが上昇したり尿素窒素やクレアチニンが上昇したりして、生命を危険な状態に陥らせてしまいます。

このように、多くの病気は細胞外液の変化を媒介として生じてくるのであり、このため、病気の診断として細胞外液、とくにそのなかでも簡単に採取できる血液の検査が役にたちます。また、治療として体液を正常化させること、たとえば輸液療法や血液透析療法などが重要となってくるのです。

【薄井】　看護の立場からいえば、体調がすぐれないと訴えていた人が血液検査で異常がなかったから大丈夫だと安心されるのが、いちばん気になりますね。身体からいつもとはちがうというサインを受けとった時には、細胞外液がよい状態に調整されていないな、どういう二四時間の生活だっただろうとふりかえってもらいたいのです。健康の法則を逸脱した暮らしかたに思い当るはずです。とくに若い人のばあいには予備力が大きいので、少々のことでは異常データはあらわれないということを忘れないでほしいと思います。

【編集部】　ところで、身体の内部環境といいますと、私たちはすぐに「ホメオスタシス」という言葉を思いだしますが、この細胞外液の状態が常に細胞が必要とする条件に維持されているということは、つまりホメオスタシスということでしょうか？　それから、「ホメオダイナミクス」という言葉も聞きますが……？――

ホメオスタシスと
ホメオダイナミクス

【瀬江】　そうですね。端的にお答えするならば、《ホメオスタシス》とは「変化することが必然である内部環境が、変化することによって変化しない状態を維持していること」であり、《ホメオダイナミクス》とは「そのような内部環境を有する生命体が、外界との相互浸透によって生命を維持している過程」をいいます。

【編集部】　おおよそ理解できるようには思いますが（笑）……。――

【瀬江】　そうですね。この内容については、これまでいろいろお話ししてきましたので、おおよそはおわかりいただけると思いますが、簡単に復習すると次のようになります。

地球上に誕生した生命体は、環境である地球との相互浸透によって進化・発展してきたわけですね。具体的には、生命体は外界から酸素・水・栄養素をとりいれることによって自らをつくり、自らが存在することによって外界をつくりかえてきました。このような過程を経ることによって、誕生の当初は地球のある一定状態そのものであった生命体も、しだいに地球から相対的に独立し、その独立した分だけ生命体に独自のものをつくりだしてきたわけです。

その生命体が生きているということは、絶えず代謝が行なわれていることであり、代謝が円滑に行なわれるためには、それだけの条件が整っていなければなりません。代謝は、生命体全体としての統一として行なわれながらも、それと直接に生命体を構成するひとつひとつの細胞のなかで行なわれるのであり、そのひとつひとつの細胞をとりまく細胞外液こそが、その細胞が生きる環境をつくりだしているのです。

細胞が生きる環境＝内部環境

【編集部】　それが、内部環境ということでしたね？——

【瀬江】　そうです。以上のことをみごとにとらえて《内部環境》という概念を、歴史上はじめて提示したのが、十九世紀の偉大な医学者、クロード・ベルナールでした。

【編集部】　さきほども、ちょっと名前がでましたが、フランス人で、有名な『実験医学序説』を書いた人ですね？——

【瀬江】　そうです。そのベルナールは、内部環境の不動性（定常性）こそが生存の条件であり、生命を維持するのに必要な機構はすべてただひとつの目的、すなわち内部環境に、生存するための条件を一定に保つために存在するのであるとの見解を示しました。

この「内部環境の不動性」の概念を受けついで、その不動性を維持するしくみの構造に分けいることによって「恒常性＝ホメオスタシス」の概念を措定したのが、『からだの知恵』（館鄰他訳、平凡社）を著わした今世紀最大の生理学者、ウォルター・B・キャノン（Walter Bradford Cannon. 1871–1945）だったのです。

【編集部】　アメリカの方でしたね。——

【瀬江】　そうです。そのキャノンの研究の出発点は、人間の身体の構造がきわめて不安定であるにもかかわらず、何十年にもわたって存在しつづけることへの不思議さということであり、それには「安定を維持するしくみがあるはずだ」というものでした。

安定を維持するしくみ

そして彼は、内部環境といわれる細胞をとりまく体液に存在する物質（水・塩分・糖・蛋白質・脂肪・カルシウム・酸素）や、体液の状態（pH、温度）が変化した時には、主として交感神経・副腎系のはたらきにより、それらの物質が、組織や体外へあふれだしたり、蓄えられたり、また、それらにかかわる作用速度が変化することによって、速やかに内部環境を一定の状態に保っていることを明らかにしたのでした。

そして、外界や体内の状況が変化するなかにあって、内部環境が「常に変化するが、相対的に定常的な状態」を維持していることを「恒常状態（ホメオスタシス）」と名づけたのです。

彼が、膨大な生理学的事実から、これだけの概念を抽象化したことは、まさに生理学史上、偉大な業績といってよいと思います。しかし、その偉大という名に値する彼にとって少々残念なことは、ここでホメオスタシスの概念を研究という事実レベルからではなく、学問というレベルで再措定してみますと、本質レベルで論理的な欠陥が明らかになるのです。

【編集部】　といいますと？——

【瀬江】　これについては、いずれ別の機会に詳しく述べたいと思いますが、端的には次のとおりです。キャノンは、ホメオスタシスを「変化するが、相対的に定常的な状態」と規定しましたが、これは「変化することによって、結果として定常的な安定状態を維持できる」と論理的、構造的にとらえられなければなりません。

変化するがゆえに定常的に安定状態

つまり人間の身体は、他のあらゆる生物と同様に、「外界および内界の変化に応じて変化することによって、結果として、生命維持に必要な変化しない状態をつくりだしている」のです。これが、変化しないことによって変化してしまう、たとえば岩石などの無生物とちがう点です。

【編集部】　一定の状態に「保たれている」ということのほうに重点が置かれすぎて、「変化している」ということの構造の読みが少しばかり甘かった、ということでしょうか？――

【瀬江】　まあ、そんなところでしょうか……。それはともかく、ホメオスタシスの本質概念の論理的誤謬のもとに提出されている彼の体系は、遠からずつくりかえなければなりませんが、それにしても、彼が、ベルナールの「内部環境」の概念を受けて、その構造を解明したことは、歴史的業績として大きく評価されることにはちがいありません。私たちは、それを正しく発展させていかなければならないと思います。

【編集部】　そうしますと、次に、《ホメオダイナミクス》といいますのは、今のホメオスタシスの概念をさらに発展させた概念なんでしょうか？――

【瀬江】　論理的にとらえれば、そういうことになります。

《ホメオダイナミクス》は、その後いわれはじめた概念であり、アメリカのロジャーズの『看護論』においても展開されています。「ホメオダイナミクスの原理には、その前提として、ひとりの人間を認識する方法が必要である。これらの原理の予測によれば、人間の生命過程における変化は環境の変化と不可分のもので、その変化は、時空世界の一定の地点における人間と環境の同時的な相互作用を反映している、ということになる」（樋口康子他訳、医学書院）とロジャーズは書いていますが、ただその過程的展開に関してはまだまだであり、学問的な構造論をふまえての科学的なホメオダイナミクス論は、これからに待たれます。

【編集部】　ちょっとまだ、よく理解できないのですが……？――

【薄井】　ちょっと寄り道になりますが、ロジャーズさんについて一言。ロジャーズさんはナイチンゲールの業績について次のように述べています。

ロジャーズが説くナイチンゲールの業績

「ナイチンゲールの提案は、自然界の枠組の中に人間を位置づけ、人間らしさに焦点を合わせたものであった。こうして近代看護の基礎が確立されていった」と。そして自分の提案を次のように述べています。看護の対象としての人間を「統一された全体としての人間」「開放系としての人間」「生命の定方向性」「生命のパターンとオルガニゼーション」「感性と思考力をもった存在としての人間」という五つの視点から仮説を立て、ホメオダイナミクスの概念を提示したのです。けれども人間をそのようにとらえることで、看護の取り組みがどう変わってくるかを述べているわけではありませんし、自分でそれを実践で確かめてもいないのです。提言自体は看護学の目的にそって諸科学の成果を論理的に展開してくれていますので、今日の私たちがどこに向かってどのような取り組みをすればよいのかという点で異和感があるわけはなく、アメリカの看護学者のなかではナイチンゲールにいちばん近い人のように思えます。

ただ気になるのは、ロジャーズさんが『看護覚え書』の初版本しか読んでいないと思われることです。しかもルーシー・セイマーの『ナイチンゲール著作集』で読んだために、「看護師とは何か」という補章を読んでいないだけでなく、一般女性向きに書いたという「まえがき」も読んでいないのです。おそらく『思索への示唆』も読んでいないでしょう。セイマーの『ナイチンゲール著作集』のなかにはありませんので。ロジャーズ看護論の膨大な文献のなかに、近代看護の基礎を確立した人の著作がわずかひとつしかなかったのは残念でした。ホメオダイナミクスの概念はたくさん語られているのです。この概念は事象を科学的に、かつ論理的にみてとる能力のある人の到達可能な概念だと思いますが、瀬江先生、いかがでしょうか。

【瀬江】　はい。そのとおりだと思います。要するに、ホメオダイナミクスとは、一言でいえば「人間は人間をとりまく環境との相互浸透によって生きている」ということです。これは「生命の歴史」をみるとより明確です。

地球の歴史につくられた過程

人間の遠い先祖である単細胞は、地球の一部として地球上に誕生しました。そして、それ以後は、環境である地球を、いうなれば食物としてとりいれ、不要となった物質を地球へ排泄する過程をくりかえすことによって生命を維持し、また地球の大きな変化に応じて自らを変えることによって新しい環境に適応しながら生きのびてきました。つまり、生命体の進化の歴史とは、地球の歴史につくられた過程なのです。

ところが、サルから人間に至って、地球との相互浸透のありかたが大きく変化しました。それは、人間に至ってはじめて、脳のたんなる本能レベルの機能としての「認識」が目的的な像をもつ「認識」の形成により、意図的に環境にはたらきかけるようになったということです。したがって、現在、人間は地球によって生かされていますが、反面、その地球は、人間が意図的に変革して人間に適合できるように改変されてきている地球であるということです。

具体的には、人間がとりいれる空気も、食物も、水も、すべて人間が手を加えたものであり、また感覚器官を介して反映してくるものも、人間がつくりだし、あるいは人間が手を加えたものなのです。

《ホメオダイナミクス》は、このように、たんに人間と地球との相互浸透という一般的レベルではなく、それがどのように人間をつくっているのか、具体的・構造的にとらえていかなければなりません。

意図的に環境にはたらきかける人間

奇形の問題、ガンの問題、生活習慣病の問題など、すべては、大きくここに包括されるべき問題だととらえるべきなのです。

【編集部】少しわかりかけてきましたが、その奇形やガンや生活習慣病などが、なぜ《ホメオダイナミクス》と関連してくるのかを例にあげて、もう少し具体的に説明くださいませんでしょうか？――

【瀬江】奇形やガンや、糖尿病・高血圧などの生活習慣病は、人間の生活過程の歪みで引きおこされるものです。

たとえば奇形は、母胎内にいる時に、お母さんが放射線を浴びたり、薬やタバコなど害になるものをとりいれたりしておこりますし、ガンや糖尿病・高血圧なども、食事がひどく偏ったり、タバコを吸ったり、運動をしなかったり……ということで病んでいくものです。

このような、食事をしたり、労働をしたりという人間の生活過程は、論理的には、環境からとりいれたり、環境にはたらきかけたりという環境との相互浸透の過程ととらえることができるわけで、これがさきほど説明した《ホメオダイナミクス》という概念になるわけです。

健康現象をプロセスとしてみる

【薄井】　ナイチンゲールが『看護覚え書』の序章で述べている環境についての見解を思い出しました。「子供たちの健康を左右する環境に対しては、われわれの力も及ばないではないか。風に対して何ができるであろうか！　東風というものがある。たいていの人びとは、朝起き出す前から、風が東から吹いているかどうか言い当てられるほどである」という意見に対し、「新鮮な空気や陽光などにさらされる機会が少なくて生命力の衰えた若い女性」を「健康的な環境のもとに置いてみるとよい。そうすれば彼女も、いつ風が東から吹くかを気にしたりはしなくなるであろう」と答えています。健康現象をプロセスとしてみる見方が明確ですね。

【編集部】　わかりました。つづけてお願いいたします。――

二、人間にとっての内部環境の特殊性

【瀬江】　さてここで、肝臓と腎臓の構造に入っていく前に、もうひとつお話ししておかなければならないことがあります。それは「人間にとって内部環境とは何か」ということです。

【編集部】　さきほどからのお話では、生物は、単細胞の時代から高等動物に至るまで、その細胞をとりまく液体の成分を一定に保つことに成功してきたということでしたから、人間といえど

も、高等動物である以上、単細胞と比較したばあいはともかく、少なくとも高等動物と比較したばあいは、その内部環境の状態と、それを維持するしくみとは、基本的には同じでないとおかしいと思いますが……。——

人間の内部環境の特殊性

【瀬江】　たしかに一般性としては同じです。しかしまたそこに、人間としての特殊性もかかわってくるのです。すなわち、人間は生物であり、動物であることにはちがいないのですが、しかし人間はけっして動物そのものではないのです。簡単には、人間は精神をもった生物体なのですから。

したがって、そこを特殊性としてとらえかえしておかないと、人間動物論が幅を利かせてしまいます。つまり、生理構造が動物とまったく同じであるかのような……です。

【薄井】　看護の立場から病気をどうとらえるかという議論をした時、私はある医師から、私の意見は精神に偏っているように思う、と言われたことがあります。それで、身体の構造機能も脳によって統括されているし、その脳の指令によって生活しているので、それを念頭に入れておかなければ、生活を支えている諸機能の理解も病気の成り立ちも回復過程も、うまく説明できないのではないのでしょうか、と申し上げたら、「ああ、そういう意味ですか」と納得していただきました。医学では、そのようなとりあげかたはしてこなかったのでしょうね。

【編集部】　わかりました。おつづけください。——

【瀬江】　人間にとっての内部環境を考える時には、次の三重構造で考えてみなければなりません。

つまり、①人間を貫く生命体一般としての内部環境とは何か、②人間を貫く高等動物の特殊性としての内部環境とは何か、③人間の特殊性としての内部環境とは何か、です。

それで……、①生命体一般としての内部環境と、②高等動物としての内部環境については、これまでお話ししてきたとおりですから、ここでは、人間の内部環境の特殊性について明らかにすることにします。

なぜなら、ここを明らかにしないかぎり、「人間の生理学はサルの生理学と同じ」ということになってしまうからです。

【編集部】　生物の歴史からみると、サルまでの生物にとっての内部環境と人間にとっての内部環境とを比較すると、そこに大きなちがいがあるということですね？――

人間の特殊性＝認識の誕生と発展

【瀬江】　現象的に大きなちがいはないのですが、構造的にちがうということです。それがどういうことかをわかっていただくために、まず一般的に、人間の特殊性とは何であったか思いだしてください。

つまりサルまでの動物と比べて人間がちがう点は何でしたでしょうか……。それは、端的には目的的な「認識の誕生と発展」ということです。

第一章ですでにお話ししましたとおり、《認識》というのは「脳の機能」ですが、そもそも脳とは何かといえば、それは「統括器官」でしたね。人間の身体の構造は、他の高等動物と同様に、大きくは運動器官と代謝器官と、それらを統括する統括器官の三つに分けられますが、人間のばあい、統括器官である脳の機能は二重構造をもっており、そのひとつが《神経的統括の機能》であり、もうひとつが、それとは相対的に独立した《認識形成の機能》であると、そういうことでしたね。

二重構造をもつ脳の機能

【編集部】　そうでした。人間における認識の形成は、生物の長い歴史のなかで、まさに「逆噴射」とでも呼ぶにふさわしい、大きな転換であったということでした。――

【瀬江】　そうです。そしてそのように、サルまでの動物は、〝本能〟によって脳による神経的統括がなされるのに対して、人間は、本能に加えて、脳が形成する〝認識〟が、直接にあるいは媒介的に、脳のもうひとつのはたらきである神経的統括を行なうことによって全身を統括している、という生理的構造の特殊性をもっていることを理解していただかなければなりません。

【薄井】　このところを理論的に説明してくれる生理学でなければ、人間を対象にする看護の基礎学として位置づけるわけにはいかないのです。

【編集部】　わかりました。肝臓や腎臓のはたらきはもちろん、そもそも内部環境の調整そのものが、脳の神経的統括によって行なわれているわけですからね。――

脳の神経的統括による内部環境の調整

【瀬江】　そうです。ですから、内部環境を考える時にも、〝認識〟が人間の生理構造のすべてにわたって直接にあるいは媒介的に統括しているという特殊性を把握しておかなければならない、ということです。それで、それをお話しする前に、第一巻の総論部分で説きました「認識とは何か」について、簡単に復習しておきたいと思います。

【薄井】　認識とは何かについて考える時には、是非、言葉として憶えるのでなく自分自身の脳の具体的なはたらきを想像しながら像として描き、これは看護学の基礎となる専門常識だと言い切れるほど自分のものにしてもらいたいと思います。そうしておかないと、具体的な事例検討にとりくむ時、文字をみても像がひろがらないという結果を招きます。看護する能力の実力の差は、人間の認識をまともに扱えるかどうかというところにかかってくるのですから。

【編集部】　第一章の第二節ですね。――

認識＝脳細胞が形成する像

【瀬江】　そうです。〝認識〟とは、さきほどもいいましたように、脳の機能であり、脳が形成する〝像〟です。

では脳がどのようにして像を形成するのでしょうか。認識（＝像）の原基形態は、外界に存在する対象が、五感器官（眼・耳・鼻・舌・皮膚）をとおして脳に反映された像です。

【編集部】　その〝原基形態〟といいますのは、もっとも基本的な構造といいますか、しくみですね。それで、眼に映る映像とか、耳に聞こえる音とか、匂いとか味とか、あるいは皮膚に感じる触覚とか、それらによって脳に何らかの像が結ばれるということですね。つまり感覚がそのままのかたちで脳に感じられるということでしょうか？――

【瀬江】　そうです。しかし、このレベルの像の形成であれば、魚でもサルでもやっています。つまり、空腹時になると外界にある、ある物体をエサとして五感をとおして反映し、そのエサに食いつくわけですが、これは〝本能〟によって決まっている行動です。

それに対して人間の認識（＝像）の形成は、このように対象を本能によってそのままに反映するのではなく、その人のその時の感情的なありかたによって、対象に問いかけながら反映させるものです。

【編集部】　感情的なありかたといいますと？――

【瀬江】　たとえば、眼の前に同じリンゴがあっても、「まあ、おいしそうなリンゴ！」と、おいしそうなリンゴの像を形成することもあれば、つい最近に腐ったリンゴを食べかけて気分の悪い思いをした人であれば「これも、もしかしたら……？」と、腐りかけたリンゴの像を形成するかもしれません。

問いかけ的反映による像の形成

その典型的な例が、「お化けがでるかも……」と恐がって歩いていると、たんに枯れ尾花をみただけなのに、それに自分の認識（像）を重ねてしまって幽霊の像を形成してしまったというようなものです。このように、人間の認識（＝像）は、対象のたんなる反映ではなく、対象への「問いかけ的反映」によって形成されるのですが、さらに人間は、その認識（＝像）を、外界に存在した対象とは相対的に独立したかたちで、発展させることができます。これが〝想像力〟といわれるものです。

たとえば、同じように一個のリンゴを眼の前にしても、それを、その日のおやつに焼きリンゴにして食べている像を描く人もあれば、先日の音楽会の「ウィリアム・テル序曲」の矢の的となった頭上のリンゴを思いだす人もあれば（笑）、枝から落ちるリンゴをみて地球の引力を考えついた人だって（笑）……いるのです。まあ、この史実の真偽のほどはわからないということですが……。

【編集部】私なども、街でウナギを焼く匂いをかぐだけで、たちまちウナギ屋の店とか、重箱のご飯とカバヤキの色とか、あの味とかあの舌触りとか、食べたときの幸福感とか、ともかくウナギにまつわる五感のすべてがいっせいに活発に始動しますね（笑）。――

【瀬江】そのように、人間は「問いかけ的反映」によって像を形成し、さらにその像を想像力で発展させ、さらにその像から外界に問いかける、という過程をたえまなくくりかえすことによって、その人らしい認識（＝像）を発展させていくのです。つまり人間の認識は、誕生した瞬間から、その人なりに外界とかかわることによって脳の機能として形成されていくのであり、そのこと自体はいわば〝本能〟であるといってもよいのですが、どのような像を形成し、その像をどのように発展させていくかは、その後の、その人の外界とのかかわりかたしだいということであり、人間のばあいこのかかわりかたの量質転化の結果として、〝個性〟が生まれる必然性が存在するのです。

以上が、「認識とは何か」についての簡単な復習です。

【編集部】　わかりました。それで、認識は個別性が高い、すなわち、個性的である、つまり人それぞれに認識のありかたは大きくちがってくるわけですが、その認識が肝臓や腎臓などの純粋に生理的ともいえるはたらきをも統括しているといいますのは……？──

人間の生理構造を統括する認識

【瀬江】　「認識が人間の生理構造のすべてにわたって直接あるいは媒介的に統括している」ということについても、第一章のはじめにお話ししましたので、これも復習になりますが、簡単には次のようなことです。

まず、人間の身体の構造は、大きく運動器官と代謝器官、さらにそれらを統括する統括器官に分けられますが、運動器官のばあいは、それが認識によって統括されていることは、すぐにわかっていただけるでしょう。

【編集部】　わかります。つまり頭で考えて行動するということですね？——

【瀬江】　そうですが、より正確には、それればかりでなく、その時、頭のなかに形成された目的的な像によって行動するということです。たとえば、朝起きて顔を洗うことも、バスが来たので走ることも、会社でワープロを打つことも、まずは「顔を洗おう」「走ろう」「ワープロを打とう」という認識が形成され、その認識が神経を駆使して、運動器官である手足の筋肉を動かすことによって遂行されるものです。

それに対して「朝起きて、気がついたら顔を洗っていた。とくに意識したわけではない」という人もいるかもしれませんが、このばあいでも、顔を洗うまえに「顔を洗おう」という認識（＝像）が形成されたことは間違いなく、ただそれをことさらに意識しなくともその行動がとれるまでに、その行動がくりかえされていた、すなわち〝技化《わざか》〟していた、つまり、クセになっていたということなのです。

目的的な像によって行動することの重要性

【薄井】　この目的的に形成された像によって行動するというところに、看護観の重要性があるのです。職業的な意味ではなく、看護しようと思っていない人には、関心を寄せても看護的な行動はふつうおこらないし、看護師だから看護するのは当たり前となっている人には自然にケアの手がのびる……。

【編集部】　もうすっかり習慣化して、ほとんど無意識のうちに行動することもあるけれども、認識が形成されないかぎりは行動がおこることは絶対にないということでしょうか？　そして、その習慣化のことを〝技化〟という、と……？――

【薄井】　そうです。

【瀬江】　そのように、運動器官を認識が統括していることは、私たちの日常の行動を考えてみればわかっていただけると思いますが、問題は代謝器官です。

【編集部】　代謝器官とは、つまり胃腸とか心臓とか肝臓・腎臓などですね？――

【瀬江】　そうです。「代謝器官には認識は関係しない。その証拠に、心臓だって肝臓だって認識に関係なくはたらいているではないか！」と思われる方があるかもしれません。

【編集部】　誰でも、そう思いますね……。――

代謝も媒介的に認識に統括される

【瀬江】　しかし、残念ながらそうではなく（笑）……、代謝器官は認識に大いに関係するのです。一般的にいうならば、本来、生命体の代謝は運動にみあった代謝が行なわれるのが大原則であり、その大原則は、当然ながら、人間にも貫かれています。したがって論理的には、運動が認識で統括されている以上、代謝も媒介的に認識に統括されているということになります。

【編集部】　ちょっと、わかりにくいですが……？――

【瀬江】　そうですか。具体的にみてみるとすぐにわかります。たとえば「走る」という運動は、さきほどもいいましたように、まず脳に「走ろう」という認識（＝像）が形成され、それが同じく脳のはたらきである神経的統括によって運動器官を駆使することによって行なわれるのですが、この時同時に、その走りにみあった代謝が行なわれることになります。

運動にみあった代謝が行なわれる

つまり肺も心臓も、速やかにその活動を高めることによって、酸素や栄養素を必要なだけ手足の筋肉に送りこむことになりますし、肝臓では必要なだけの栄養素をつくって供給することになります。

【編集部】　たしかに……、ちょっと段階を昇ったり、ちょっと駅で駆けたりするだけで、たちまち息は激しくなり、心臓はドキドキしてきますね。こんなに瞬間的に酸素の供給量を一気に増やさなくては追いつかないのかと思います。しかし、その時の燃料補給の肝臓のはたらきにまでは、ちょっと気がつきませんでした……。——

【薄井】　そのへんが沈黙の臓器の特徴で、ピンとこないものだから気づかずして負担を強いてしまうんです。代謝が進めば代謝産物も増えますから、腎臓もその処理に追われることになります。

【瀬江】　またたとえば、「食べる」という運動を考えてください。「これを食べよう」というのは、まさに認識が決定するわけですが、食べたものが胃や腸に入っていくことによって、その入ってきたものに応じて胃や腸がはたらかされるのであり、さらに吸収したものが肝臓や腎臓に運ばれることによって、それに応じて肝臓や腎臓がはたらかされるのです。

このようにみていきますと、人間のばあい、代謝器官が認識によって媒介的に統括されているということを納得していただけると思います。

【編集部】　たしかに、納得できます。――

【瀬江】　さらに、代謝器官と認識との関係は、このような〝媒介的〟な面にとどまらず、たとえば、大勢の前で話をしようとして緊張すると、つまりそのような認識（＝像）が形成されると、突然に心臓がドキドキと速くなったり、汗がでたり、また一過性に血糖が上昇したりするのがこの例です。

これは、脳における認識の形成と神経的統括が、同じ脳の機能として、直接的同一性、すなわち切り離すことのできない関係であることを示しているものです。

脳のふたつの機能の直接的同一性

【編集部】　その脳のふたつの機能の「直接的同一性」ということですが、これは第一章（二節二項）でもおたずねしたことですが、そもそも脳細胞には、①神経的統括の機能と②認識形成の機能というふたつの機能があって、それを同じ脳細胞で同時にこなしているために、「①が乱れれば②も乱れ、②が乱れれば①も乱れる」ということでしょうか？　あるいは「①に専心している時には②がおろそかになり、②に専心している時は①がおろそかになる」ということでしょうか？　それとも……？――

【瀬江】　いえいえ、簡単にいいますと、通常は①が乱れれば②も乱れ、②が乱れれば①も乱れるということです。

【編集部】　そうしますと、非常に強いストレス状態がつづいているような時、たとえば、消化管でしたら神経性胃炎とか十二指腸潰瘍とか、ストレスが直接的に細胞や組織に障害をもたらすことがあるわけですが、肝臓や腎臓のばあいでも、そのような直接的な乱れも発生しうるんでしょうか？――

【瀬江】　もちろんそういうこともありえます。

たとえば、肝臓の障害を示す、GOT、GPTの上昇があって外来でずっと経過をみていた六〇歳代の女性がいらして、その方は、「私はお酒もタバコもやらないし、食事もきちんとしているのに、どうして肝臓病なんかになるんだろう……」と常々おっしゃってましたが、その方のご主人が亡くなられて、その後、家業（ちょっとした事業をやっている農家でしたが）を息子さん夫婦に譲られて、自分は好きな書道をやったり、老人大学に通ったり、お友達とカラオケにいったり、「本当に楽しく遊び歩いています。今までの自分からは考えられません」などとおっしゃる頃から、GOT、GPTが正常になってきて、現在もずっとよい状態がつづいている例なども経験しています。

また最近では、慢性関節リウマチの患者さんに落語を一時間聞いてもらうと、痛みが激減するばかりか、炎症悪化のカギと思われるインターロイキンといわれる物質も著明に減少している、という研究報告もなされています。

このような例からも、認識と神経的統括の機能とは密接に関係していることがわかると思います。

認識と神経的統括の機能の関係

【編集部】　わかりました。おつづけください。——

【瀬江】　さて、これまでお話ししてきましたように、サルまでの高等動物のばあいは、本能に従った脳の統括によって「運動は代謝のため、代謝は運動のため」に行なわれ、生きるためのバランスが崩されるようなことはありませんでした。

【編集部】　つまり、本能に統括されている動物においては、常に、運動量にみあった代謝が行なわれ、代謝にみあった運動が行なわれているので、運動と代謝のバランスはみごとにとれており、そこには問題が発生する余地はほとんどないということですね？——

自分勝手につくられた認識による運動・代謝

【瀬江】　一般的にはそうです。ところが、人間のばあい、本能に代わって〝認識〟が統括するに至り、ここに大きな問題が生じることになりました。それは何かといいますと、認識は、さきほどもいいましたように、〝個性的に〟つくられる必然性があるということです。

つまり、個性的ということは、もっとわかりやすくいえば「自分勝手につくられた認識によって、自分勝手な運動・代謝をすること」であり、それによって人間は、本来動物であるヒトとしての健康を維持するのに必要な運動・代謝のバランスから大きくはずれ、生理構造そのものが歪んでしまいかねないということです。

【編集部】　と、いいますと？――

病気への道

【瀬江】　具体的には、たとえば「食べる」ということひとつをとっても、必要以上に満腹を通り越しても食べつづけたり、一日中何も食べなかったり、甘いものだけですませたり、アルコールを大量に飲んだり……と、まさに自分勝手な認識に統括されたものになってしまいます。さらにまた、一日中座りずくめでワープロを打ちつづけてほとんど歩かなかったり、睡眠もとらずに登山をしたりとか、これまた自分勝手な認識によって、ヒトとしての健康を維持する意味からは大きくはずれた運動をするのが人間なのです。

【編集部】　いや、もうそれはいわれるとおりで、我が身を振り返ってみれば、まことに耳が痛いです（笑）……。――

【瀬江】　これが、実は一般的には、人間にとっての〝病気への道〟なのですが、それについては「病態論」で詳しくお話しすることにいたします。

【薄井】　つまり、ナイチンゲールのいう健康の法則を無視する生活が、毒されたり衰えたりするプロセスを進行させるということですね。正確にいうと、健康の法則を学んではいても、それが自分や家族を健康にするうえで大切なことなんだとは認識していないということでしょうか。もっといえば、わかってはいるけれど、健康よりも上位に価値づけていることがあるんでしょうね。

【瀬江】　そうですね。以上お話しした、人間の生理構造の一般性をふまえることによってはじめて、さきほどの問いである「人間にとって内部環境とは何か」に答えられることになります。すなわち、「人間にとって内部環境とは何か」は、「人間を貫く生命体一般としての内部環境とは何か」および「人間を貫く高等動物としての内部環境とは何か」とともに、「人間の特殊性としての内部環境とは何か」の、三重構造から解かなければならず、第三の構造である「人間の特殊性としての内部環境」を解くために、これまでいろいろお話ししてきたわけです。

【編集部】　よくわかりました。では内部環境における人間の特殊性とは何でしょうか。――

認識のありかたによって変化しうる内部環境

【瀬江】　それは「内部環境が認識のありかたによって変化しうる」ということです。人間のばあい、内部環境も本能に加えて認識によっても媒介的に統括されているのであり、したがって、その認識が個性的に（つまり自分勝手的に）形成される必然性をもつものである以上、内部環境もひとつひとつの細胞が生きるために必要な条件から〝逸脱〟することもありうる……ということなのです。

【編集部】しかし、さきほどのお話では、そもそも高等動物にあっては、内部環境の状態はとかく乱れがちであるということでしたが……？――

【瀬江】たしかに、高等動物においても、さきほどお話ししましたように、内部環境は常に大きくしかも不均一に変化する必然性を有するものでした。それがあるからこそ、循環器官や肝臓・腎臓が必要だったのです。

しかし、サルまでの高等動物においては、すべてが〝本能〟によって決められた行動ですから、内部環境を細胞が生きるのに必要な条件に維持するしくみを〝逸脱〟するまで変化させる行動は、通常はとりません。

【編集部】人間においては、たんなる乱れではなく、逸脱ですか？　つまりとりかえしがつかないところまで乱してしまうということでしょうか？――

人間だけにおこる過呼吸症候群

【瀬江】そうです。認識が統括する人間にあっては、その限界を超えて内部環境が大きく乱れることがあるのです。この典型的な例が「過呼吸症候群」です。第一巻（一章二節六七頁）でもお話ししましたが、これは認識が乱れることによって必要以上の呼吸運動を行なうために、細胞外液の二酸化炭素分圧が著しく低下して《アルカローシス》という状態となり、さまざまな症状を呈するものであり、人間以外の動物には絶対におこりえないものです。

【編集部】　動物のばあいは、他人に心配をかけてまで他人の関心を呼びたいというような激しい自我はないからでしょうね？――

【薄井】　さきほどの価値づけの問題ですが、仕事だからしかたがないとか、他人に迷惑をかけることになるから頑張るしかないとか、アルコールや甘いものを借りて徹夜するなど、これを人間的といえば確かにあまりにも人間的な日々の暮らしぶりといえるのですが、専門的な立場からいえば、そのツケは必ずまわってくるのですから、長い目でみたら損なんですよね。でもそういう暮らしかたをせざるをえない社会情勢に対しては、私達は学問の発達の遅れとして自戒すべきでしょう。健康的な暮らしかたについての発言を強めていかねばと思います。その意味で、人間の健康についての大局的な見方についてまとめようという本書のねらいは、セルフケア・セルフコントロールを可能にする理論的基盤を築くことにあるのです。

【瀬江】　そうですね。そこをしっかりわかっていただきたいと思います。

それからさらに人間のばあい、結果として内部環境が大きく乱れるまでには至らないまでも、内部環境を乱さないために肝臓や腎臓が過度にはたらかされつづけると、それがまた〝病気への道〟になってしまうのです。これについては「病態論」で詳しくお話しすることにします。

【編集部】　ということは、逆に〝健康への道〟もあるということなんですね。――

【薄井】　そうです。それがナイチンゲールの説く「生命力の消耗を最小にするよう生活過程をととのえる」ということで、誰でも自分の認識で生活しているのですから、ナースの視線が、人間が生きて生活している内部の詳しいはたらきをみてとれるようでなければ、整えることはできません。

健康への道

【瀬江】　さてこれまで、肝臓と腎臓についてお話しする前提としてしっかり押さえておいていただきたいことを、第一巻の復習をするかたちで述べてきました。すなわち、

①そもそも生命体とは何なのか

②生命体の本質である〝生きている〟とはどういうことなのか

③生きていることの構造である代謝とはどういう過程なのか

④そして、そのような生命体にとって内部環境とは何なのか。どうしてそれが必要なのか

⑤さらに、高等動物にとって内部環境とはどのようなものなのか

⑥それをふまえて、人間にとっての内部環境の特殊性は何か

についてお話ししてきたわけです。

【編集部】　よくわかりました。それで、本論に入るわけですね。——

【瀬江】　そうです。人間が生きるのに必要な内部環境を、生きるのに必要な状態に維持しつづける役割を大きく担っている、肝臓と腎臓とについてこれからお話ししていきましょう。

第二節　人間にとって肝臓とは何か

一、「生命の歴史」にみる肝臓の発展

【編集部】それで、次に肝臓のしくみということですが、第一巻の「食と排泄」のところ（一章五節）で、消化と吸収についてお話しいただきました、話の流れとしましては、あのつづきということになりますね。――

【瀬江】そうですね。一章からつながってきます。

【編集部】小腸の上皮細胞の絨毛から吸収された食物は、絨毛の付け根に分布している毛細血管から、例の腸管を吊しているカーテン幕である腸間膜に枝分かれしている多数の小腸静脈のどれかに入り、それがだんだんに集められて大きな門脈の流れとなり（図版書・七九頁）、そして一気に肝臓へと流れこんでいく……ということでしたね？――

【薄井】　そうです。小腸での吸収のしくみをより詳しくイメージしてもらうために、『ナースが視る病気』には、絨毛のなかを拡大して、毛細血管とリンパ管が入りこんでいる図を載せておきました（二三頁）。ここのしくみは、たんに小腸を流れる液体と血液・リンパ液との濃度差によって栄養素が移動するありかたではなくて、エネルギーを使って積極的にとりこんでしまうというありかたになっています。そうしてとりこまれたものが肝臓に運ばれるのですから、食物のとりかたが肝臓に大きく影響してしまうのです。

食物のとりかたが肝臓に大きく影響

【瀬江】　もう少し詳しくいいますと、消化吸収器官で吸収された食物は、大きくふたつの経路をとって全身の細胞へと運ばれます。

ひとつは消化器壁の毛細血管から《門脈》へと集められて《肝臓》に運ばれ、肝臓でさまざまな化学的変化過程を経たのち、肝静脈から下大静脈を経て心臓に入り、心臓から全身の細胞へと送りだされるものです。

それに対してもうひとつの経路は、消化管壁のリンパ管から、全リンパ管の総本幹である《胸管》をとおって、左鎖骨下静脈に入り、上大静脈を経て心臓に運ばれ、そこから同じように全身の細胞へと送りだされるものです。

【編集部】　ああ、そうでした。同じ栄養素でも、脂肪だけは、別の経路で運ばれるということでした。それで、なぜこのようなふたつの経路に分かれるのでしょうか？――

【瀬江】　この両者の経路のいちばん重要なちがいは、前者が、いったん肝臓に入り、そこで化学的変化過程を経たのち全身に送られるのに対して、後者は肝臓を経由せず、したがってそのような化学的変化過程なしに全身に送られる点です。そして、それぞれの経路をとおる物質をみますと、脂肪のみが後者であり、それ以外は前者の肝臓経由となっています。なぜ吸収された物質の大部分、とくにグルコース、アミノ酸などは肝臓をとおらなければならず、脂肪はとおらなくてもよいのかは、従来いわれているように、たんに脂肪は分子量が大きいため毛細血管に入れないということではなく、肝臓のはたらきと、両者の栄養としての利用のされかたの相違から考えなければなりません。

【編集部】　といいますと？――

【瀬江】　肝臓は、食物として摂取したものを、その時々の身体の必要性に応じて、再合成あるいは分解し、それを貯蔵したり、利用したり、さらに排泄したりするのがその仕事です。

肝臓は流通倉庫を兼ねた加工工場

【編集部】　いわば流通倉庫を兼ねた加工工場ですね。――

【瀬江】　簡単にたとえれば、そうですね。そして、《グルコース》は生きていくためのエネルギー源としてまず第一に利用されるものであり、また《アミノ酸》は身体を構成する複雑な蛋白質の材料となるものです。したがって、グルコースは、その時々の身体のエネルギーの必要性に応じて調整されなければならず、またアミノ酸も、常に壊れてはつくりかえられている身体の各部分の蛋白質に、必要に応じて合成されるために調整されなければなりません。その調整を行なうのが肝臓です。

具体的には、門脈を経て肝臓に入ったグルコースは、そこでグルコースの重合体であるグリコーゲンに変化して蓄積されます。そして血液中のグルコースの利用の度合に応じてグリコーゲンからグルコースに変えられて、肝臓から血液中にだされ各細胞に運ばれ利用されます。

また、アミノ酸も、門脈を経て肝臓に入り低分子蛋白として蓄積され、必要に応じて、肝臓で必要な蛋白質に合成されたり、あるいは身体の各組織で、常に入れかわっている蛋白質成分として合成されるために、アミノ酸として肝臓から血中へだされ各細胞に運ばれます。

このように、グルコースやアミノ酸は、人間が生き、活動している以上、常に身体の必要性に応じられるように、肝臓が調節しなければならないのです。

【編集部】　時々刻々に変化する身体の状況に対して、常に、即座に対応する態勢を整えているわけですか？——

【薄井】　そうです。生きているということ自体がグルコースを燃やしてエネルギーをつくりだす営みをしているわけですし、生活しているということは、全身のさまざまな機能を使っていて、そのエネルギーも調達するわけですから、それらの要求に応える肝臓にはそれなりの力が備わっているのです。だからといって、やせたいから炭水化物をとらないという食事をすると、肝臓にはひどい作業を強いることになりますね。

【瀬江】　それに対して《脂肪》はどうでしょうか。

脂肪はたしかにエネルギー源ではありますが、グルコースがまだ充分に存在する時には利用されないでとっておかれる、いわば控えのエネルギー源です。したがってまずは肝臓を経ることなしに控えの場所に運ばれていればよいわけで、その場所が全身の《脂肪組織》です。

身体の保温にも役立つ脂肪

そして一方、脂肪はこのように全身の脂肪組織に蓄積することによって、保温を果たすことがその重要な役割でもあるのです。

【編集部】　その脂肪組織といいますのは、たとえば、皮下脂肪を蓄える脂肪細胞などでしょうか？　そして脂肪を蓄えるとともに、身体を内部でおおうことによって、身体の保温にも役だっているという……？――

【瀬江】　そうです。脂肪は、腸管で吸収されるために、脂肪酸とグリセロールに分解されますが、吸収されるとすぐに腸管壁の細胞内でふたたび脂肪に合成され、リンパ管から静脈、心臓をとおって全身の脂肪細胞に運ばれます。

そして、いったんそのまま蓄えられた脂肪が、必要に応じて、グルコースが利用されつくしたあとのエネルギーや、あるいは一部は身体を構成する物質として利用されるのであり、その利用の際は、脂肪組織から血液を介して肝臓に運ばれ、グルコース、アミノ酸と同様に、肝臓で調節されることになります。

【編集部】　そうしますと、脂肪は、いわば予備燃料ですね？――

【瀬江】　そうですね。このように、常にいわば第一線で利用されるグルコースやアミノ酸と、まずは大部分が貯蔵されて保温という役割を果たしながら出番をまっていればよい脂肪とでは、吸収されたあとの経路が異なってくるのです。

また逆にこれから、肝臓のはたらきを理解することもできるわけです。

体内のプロセスの学習は不可欠

【薄井】　予備燃料のつもりが使わないものだから、どんどんたまってしまうという結果と、でも律義に仕事をしてしまう臓器のプロセスとが、同時にみえるようになると、肝腎にやさしい生活のしかたに切りかえる努力もできると思うのですが……。どうしても結果に目がいってしまうのが人間の頭脳ですから、太りすぎたからダイエットし、目標に近づいて気がゆるんで逆もどりするといった現象をくりかえしがちですね。結果に注目した頭脳のはたらかせにならないためにも、体内のプロセスの学習が不可欠となるのです。

プロセスの学習をすると、肝臓にくるまえのプロセスにも目がいって、食事のとりかたや調理のしかたによって脂肪の蓄えかたや使われかたがちがってくる、という見かたもできるようになるでしょうし、そういう見かたが、看護するうえで大切になってくるのです。このことについては、またあとで詳しく述べることにします。

【編集部】よくわかりました。それで次に、ここで〝肝臓の歴史〟といいますか、肝臓の成りたちについてうかがっておきたいのですが……。そもそも単細胞や原始多細胞の生物などは、肝臓を必要としなかったわけですが、生命体の歴史のなかで肝臓ができてきたのは、いつ頃のことだったのか、そのあたりからお話しいただけないでしょうか？――

肝臓は魚類になってから独立

【瀬江】地球上にはじめて誕生した生命体である単細胞から人間に至る生命の進化の歴史において、肝臓が独立器官として出現したのは魚類になってからです。つまり、無脊椎動物までは肝臓はなく、魚類にはじまる脊椎動物から肝臓が独立した一器官として存在していることをまずわかっていただきたいと思います。

しかし、肝臓も、いきなり完成された肝臓として出現したわけではなく、その原基形態は、無脊椎動物にみることができます。

したがってここでは、「一般性として機能レベルで肝臓が形成された過程」と、それが「なぜ魚類において肝臓が独立化した実体として形成されなければならなかったのか」という、この二点に分けてお話しすることにしましょう。

【編集部】　その原基形態といいますのは、このばあい、まだ肝臓という器官にまでは成長していないけれども、肝臓的なはたらきをもちはじめた細胞群がある……と、そういうことでしょうか？――

生命体が進化すると機能が分化する

【薄井】　生命体が進化するということは、生きつづけるうえで不可欠なはたらきがだんだんに分化していくということでもあるわけです。人間にどのような力が備わっているのかをきちんと理解するうえで、なぜ、いかにして肝臓ができてきたのかを知ることは大切なのです。

ついでに、原基形態ということを別のことで説明してみますと、看護制度とか看護教育制度とかができるまえに、看護のはたらきは存在していましたし、看護師を育てるとりくみもされてきたのですから、現在の複雑な看護制度や看護教育制度の問題も、人間には他者の力を必要とする状態があって、その人のケアをする人がいて、その関係が発展してきて社会のニーズに組織的に応える教育制度を動かしてきたというように、原基形態にそって考えると、スジをとおして理解することができるのです。つまり、原基形態を確認することは、ものごとの見かたに一貫性をもたせるうえでとても重要なことですから、その発想で展開していただけるわけですね。

肝臓の原基形態

【瀬江】　はい、そうです。まず第一に、肝臓の原基形態は、無脊椎動物において、腸管から袋のようにふくれだしたもの（憩室）として存在しています。そして、この袋のなかに、腸管内を移動してきた食物が入りこみ、袋の内腔を形成する細胞から分泌される酵素によって消化され、そのまま袋の内腔の細胞から吸収されます。

このように、たしかに肝臓の原基形態は腸管の一部であり、また、このような現象を眺めただけでは、あくまで腸管の機能を能率よく行なうためのものだったととらえることも可能なわけですが、学問レベルから問い直しますと、もっと深い構造があるのです。ただここでそれを説くとたいへん長くなりますので、とりあえず今はこの説明で納得していただきたいと思います。

また人間の胎生期にも、肝臓が腸管から形成されてくる過程がみられ、まさにヘッケルが述べた「個体発生は系統発生をくりかえす」ことを証明しています。

【編集部】　ちょっと脇道にそれますが、その「個体発生は系統発生をくりかえす」というのは、たとえば人間のばあいでも、一個の受精卵が分裂をくりかえしながら赤ん坊になるまでには、時間的には極端に短縮されるけれども、ともかく単細胞から人間に至る生物の発生進化の歴史の経過を、そのまま再現していくということですね。だから、胎児には無脊椎動物の時代もあれば魚類の時代もあると……。考えてみれば、まことに不思議で厳粛な現象ですが、いったいなぜ、そういうことになるんでしょうか？——

【瀬江】　この解答は、簡単に答えることは難しいことを、まずお断わりしておく必要があります。

といいますのは、ヘッケルの「個体発生は系統発生をくりかえす」は、現象論そのものとして理解され、ヘッケル本人もそのレベルで説いたのですが、本当はこれは構造論ないし一般論レベルで説くべきだったことなのです。しかし、残念ながらヘッケルに学問的な論理能力が不足していたものですから、後世の学者や研究者の手によって、事実レベルで反証されてしまい、姿を消すことになったのです。

しかし、私たちがこれを説くのは、ヘッケルのモノマネなどからではなく、私たちの研究会の二〇年近い研鑽の結果、ヘッケルとはちがった論理的事実の角度から、ヘッケルの「個体発生論」を大きくつくりかえることにより、再措定したものなのです。

そこでわかったことは、どんな歴史上の生命体であっても、その個体の発生、すなわち誕生のためには、それまでの生命体の過去の歴史的な過程を大きく一般性としてふまえるかたちをもたなければならないということでした。

なぜ個体発生は系統発生をくりかえすのか

そこを簡単にいいますと、つまり、どうして個体発生は系統発生をくりかえすのか、より正確にはくりかえさなければならないのかといえば、結論的には、それなしには生命体としての実存が不可能となるからなのです。もっといえば、生命体としてのすべてのものが完成的には創出されえないからなのです。百はいきなり百としてつくられることは不可能なのであり、百のためには九〇が、九〇のためには八〇が……というかたちで、一からつくるしかないからです。

生命体はどんな個体であっても、その内にその生命体の歴史をすべて把持するかたちでのみ誕生できる、つまり生命体はすべて一身の上にその全歴史をくりかえしてのみ生きる資格をもつ！ということなのです。

【編集部】そういう法則になっているということでしょうが、それは生命体のみに共通する法則なのでしょうか？――

【瀬江】そうとっていただいて結構です。詳しくはいずれ「生命の歴史論」で世に問うことになります。

【薄井】看護する立場からいえば、人間は、細胞のつくりかえ、つまり細胞の生と死をくりかえすことによって生きていますね。でも個体の生命には限界がありますから、いずれ生と死の力関係が逆転して死が前面にでてくる、そこでそうなるまえに種を保存する営みをもっているのが生物ですよね。その営みも両性の生殖細胞を分裂させて合体させるというプロセスを経て、一個の受精卵をつくるという手のこんだ構造をもっています。そして一個の受精卵から個体という多細胞生物にまで分化しつづけるそのプロセスは、その時その時の段階での生きるための必要性を満たしていくわけですから、結局、論理的には進化の歴史をたどることになるのです。

【編集部】最後のところがちょっとよくわからないのですが。――

【薄井】一個の受精卵は、つまり単細胞生物ですよね。それが分化をくりかえしながらカタチを変えてヒトのカタチになるまでに、八週かかっています。この過程を支える環境は母体のなかで、しかも受精卵のために準備した胎盤ですから、分化に必要な条件を満たすようにつくられています。つまり、分化しつづけるための必要性が満たされれば、定められた進化の順をたどってヒトになるということです。つまり、環境が変わらないから、別の種になることもないのです。

【編集部】　わかりました。本論をおつづけください。——

【瀬江】　本論にもどりますと、このように、生命の進化の歴史において、はじめは実体的にも機能的にも腸管の一部でしかなかった肝臓が、魚類の段階になりますと、腸管から相対的に独立して、ひとつの器官として登場してきます。まず実体的に肝臓は腸管から離れ、両者を結ぶものは次のふたつになります。

ひとつは肝臓で分泌された消化液などを腸に送る《胆道》であり、もうひとつは、逆に腸管で吸収されたものを肝臓に運びこむ《門脈》です。そして機能的には、もはや腸管の機能の一部ではなく、腸管の背後に控えて、腸管とは一段レベルのちがった、身体全体のための代謝を行なう巨大な器官として発展しているのです。

なぜ魚類において肝臓が形成されたのか

それでは次に、第二の問題、すなわち「なぜ魚類において肝臓が形成されなければならなかったのか」を考えてみましょう。これは、結論的にいえば、魚類は、その環境である地球の激変のために、複雑な構造物（他の生命体）を追いかけ、それをエサとしなければ生きのびられないような状況で生まれ、またそのことによってさらに複雑につくられた生命体であるからです。

【編集部】　もう少し説明してください。――

【瀬江】　生命の進化の歴史において、魚類の時代に、食様式が、それまでの濾過性捕食から大きなエサを顎によって〝捕食〟するかたちへと変化しました。胃が、大きなエサをためるために腸管の一部から分化したのも同じ時期です。

【編集部】　ただ口を開けっぱなしにして、単純なエサが流れこんでくるのをまっていたのがそれまでの濾過性捕食で、それが魚類ともなると、より大きくて固くて複雑な構造のエサに向かって、跳びかかって、噛みついて、引き裂いて、呑みこむという……激しい捕食になったということですか。いわば、寝ころんで与えられるままに流動食をとっていたのが、起きあがって眼の色を変えて買いだしにいって固形食を食べるようになった（笑）……と、そんな大変化があったということでしょうか？――

多くの機能を備えた生物に進化

【薄井】　というより、濾過性捕食をしていた生物とは比べものにならないくらい多くの機能を備えた生物に進化していって、というか、そうならざるをえなくなったわけですから、当然にエサのとりかたもたくさんの機能を駆使して行なうことになりますね。

【瀬江】　そうです。そして、それ自体複雑な生命体であるエサは、それとは異なったさらに複雑な生命体にそのまま利用されることはできません。

たとえば、イワシを呑みこんだカツオは、そのままイワシを自分の身体にすることはできません。カツオとして自己化するためには、まず消化管において呑みこんだイワシを両者の共通の成分にまで分解し、あらためて、日々つくりかえられている複雑化した自らの身体に適合するように組立てなければならないのであり、それを行なうのが肝臓です。

さらに身体の構造が複雑になればなるほど、体内で複雑な代謝が行なわれ、さまざまな代謝産物も生まれるようになり、これらが内部環境の生きる条件を乱さないように変化させなければなりませんが、これも肝臓の仕事です。

【編集部】　エサのとりかたと食物の内容とが変わって複雑になってきた分だけ、自分の身体のしくみも複雑になってきたわけですね。これも相互浸透でしょうか?――

【瀬江】　そうとっていただいて結構です。もっといいますと、相互規定的、つまり相互に規定し、規定される相互浸透であり単純な相互浸透ではありません。そしてさらに、大きなエサを追いかけて捕食する様式は、生命体の活動にリズムを生みだします。

生命体の活動にリズムを与えた補食する様式

【編集部】　活動のリズムといいますと?――

【瀬江】　つまり、大きなエサを一度に食べることは、その時に必要なもの以外の栄養素は体内に蓄えられることになり、今度はその蓄えた栄養素を消費することによって、しばらくは食べなくとも、エサを追いかける激しい運動をすることができるのであり、さらに運動の結果はまた休息をも必要としてきます。

すなわち、必要とする栄養素の質や量が、その時々の活動の状況によって変わるのであり、それに対応して変化する内部環境である細胞外液の質を一定にするというかたちで代謝を行ない、それを調節するのが肝臓なのです。

【編集部】　つまり、肝臓は大量の栄養素の体内貯蓄への道を開いたということでしょうか？　その結果、魚類以前の肝臓をもたない動物では、その生活は、単調といいますか、日がな一日、のんべんだらりと、ただ口から入ってくる流動食をまって食べつつ暮らしていたのに対して、魚類以降の動物では、エサを求めて激しく動き回る自由を得た……と、そのかわり、運動ばかりに専心できないので休息も必要になった……と、つまり、生活行動にリズムといいますか、めりはりがついてきた、ということでしょうか？――

【薄井】　そんなふうに擬人化して解釈するのではなく、エサを求めて激しく動き回れば当然に、身体は休息して、とりこんだエサの消化吸収に当たる、これが有機体の進化に必然的にあらわれる自然なありようであって、その結果としてリズムができたということでしょう。動物のばあいはそれが自然体としてあらわれてきますが、人間はそれを脳で受けとめて反応として行動にあらわすことになりますから、ゆとりのない生活にあっては身体のサインを無視することが多いという理解が大切だと思います。

生物が動かなければならない必然性

それともう一つ、生物の側の条件というより、環境が細胞の摂取―自己化―排出の営みを可能にしていた状態から、同じ場所では必要性が満たされなくなったために動かなければならない必然性がでてきたということですね。

【瀬江】　はい、そうです。そのようにして一般的に、地球との相互浸透によって発展してきた生命の進化の歴史において、魚類の誕生、すなわち脊椎動物の誕生は、大きな節目となっています。

といいますのは、魚類においては、人間の身体にみることのできる内臓の構造が、ほぼでそろっているからであり、魚類の、生命の歴史はじまって以来の環境の激変に対応するために形成された身体、とくにその内臓の構造は、それ以降の環境の変化にも対応しながら発展できるだけの力を備えたことになり、そのなかの重要な器官が肝臓だということができます。

【編集部】　魚類以降の動物が肝臓によって得た行動の自由は、その後の地球環境の変化に対応しての生物の進化発展への大きな道を開き、人間に至っては、まさにその自由を謳歌しているということでしょうか。――

【瀬江】　そういえると思います。そして逆に、だからこそ、「肝臓のはたらきにおける人間の特殊性」をきっちりと把握しておかなくてはなりません。それは、端的には、前にお話しした「人間の生理構造の特殊性」を思いだしていただけばわかりますように、「人間はその独自の〝認識〟のために肝臓に多大な負担を強いてしまう」ということです。

認識によって肝臓は多大な負担を強いられる

人間以外のすべての動物は、〝本能〟によって活動しているので、その活動は、動物が生きる条件からはずれることはありません。ところが人間は脳が発達し、脳の機能である〝認識〟がその行動を規定してくるのであり、しかも、その認識は個性的（＝自分勝手的）につくられるものですから、生物体として健康に生きるありかたからはずれてしまうことが多く、とくに肝臓はその影響を大きくこうむっています。

【編集部】　肝臓によって行動の自由を得たといっても、サルまでの動物では、それが本能によって統括されているので、自由にも節度があった。それが人間に至ると、認識によって統括されるので、自由が無制限になり、それがともすると、今度は肝臓を痛めつける結果にもなりかねない……と、そういうことでしょうか？――

【瀬江】　そうですね。たとえば食事にしても、甘いものやアルコールなどを大量にとったり……と、非常に偏ったものを食べたり、あるいは薬剤その他の人間の身体にもともとなじみのない化学物質をとったりすると、そのたびに肝臓は、身体が必要とするものにつくりかえたり、不要なものとして分解したりして、余分な労働を強いられるかたちではたらくことになります。

また食と運動のリズムもバラバラで、一度にたくさん飲んだり食べたりして運動しないこともあれば、ほとんど食べない状態で長時間はたらくこともあり、そのつど、肝臓はエネルギー源を蓄えたり、引きだしたりと大きな負担を強いられます。

このように人間は、毎日の生活で知らず知らずに肝臓を酷使してしまうことにもなりますので、肝臓を大事にするために、自分の生活のありかたを反省してみる必要があります。

【編集部】　その反省をするのもその人の〝認識〟によってでしょうから、人間においては、悪くするのも良くするのも各自の認識しだいなんですね。——

健康の法則にそって生活をするよう認識にはたらきかける

【薄井】　そうなんです。だから、人々の認識にはたらきかけて、その人自身が健康の法則にそって生活するように自己調整していただく看護のはたらきが大切になってくるのです。

看護のいちばんの専門性をここにおいたナイチンゲールは、やはりすごいですね。

結局のところ、それぞれの生物体としてのありかたに従ってまともに生きていくことが、健康の法則に従って生きるということですから。そして人間のばあいは、生活体のありかたが健康状態を左右するということになります。

さきほどちょっと擬人化して話されましたが、自由を得たとか、節度があるとかいうのは、高度な精神機能の存在をあらわす表現ですね。どの生物体も、備わった機能をうまくはたらかせて生きているということでしょう。すべては生きつづけるための構造であり、機能であるのですから。

二、人間の肝臓の構造

【編集部】それでは次に、具体的な肝臓の構造についてお話をうかがっていきたいと思います。まず、肝臓の位置と大きさはどうなっているんでしょうか？——

肝臓の構造

【瀬江】まず、身体全体のなかで、肝臓の占める位置をみてみましょう。肝臓は腹腔内の上部で、横隔膜の下に、右から左にかけて横たわる、人間では最大の器官であり、その重さは、平均一、〇〇〇から一、四〇〇グラムです。

【編集部】臓器としてはいちばん重いわけですね。それにしましても、解剖図でみますと（図版書・七八頁、八六頁参照）肝臓のかたちは、何ともとらえどころがないといいますか、一見したところ得体のしれない不気味な感じがしますね。つまり、そのかたちからはその構造やはたらきはまったく想像できない感じですが、いったいどうなっているのか、まず他の臓器とどのように連絡しあっているのか、そのあたりからお願いします。――

【瀬江】　そうですね。肝臓は周囲の器官と、実体的に次のようにつながっています。まず、血管系のうち、動脈は、大動脈からでた腹腔動脈の枝である《固有肝動脈》が肝臓に入り、静脈は、《肝静脈》が肝臓からでて、下大静脈につながります。

ここまではどのような器官にも共通した一般的な構造です。すなわち、酸素や栄養素を含んだ動脈血が器官にそそぎ、器官での代謝産物を含んだ静脈血がそこから運び去られることは、器官が器官としての機能を維持していくうえで必要欠くべからざる構造です。

【編集部】　つまり、まず肝臓に入ってくる動脈と、肝臓からでていく静脈とがあって、それで心臓へ連絡し、さらには全身へと連絡しているということで、これは他のどの器官とも共通したしくみであるわけですね？――

【瀬江】　そうです。ところが肝臓に出入りする血管は、これだけではありません。肝臓には、他の器官とちがって、特別の血管である《門脈》がそそいでいるのです。

肝臓のはたらきの特殊性

門脈とは、さきほどもお話ししましたように、腹腔内の器官（消化器官および脾臓）から血液を集めて肝臓に送りこむ血管であり、そのために、ここを流れる血液は、腸管で吸収された食物の大部分を含んでいることになります。

つまり、吸収された食物は、その大部分がいったん肝臓に入ることになり、前にも述べましたように、ここにこそ肝臓のはたらきの特殊性があるのです。

【編集部】 つまり、門脈によって消化器官および脾臓とも連絡があるわけですね。その脾臓と連絡しているというのは、どういう意味なんでしょうか?――

肝臓と他器官とのつながり

【瀬江】 肝臓、脾臓、消化器官は、現在の我々の身体のなかではたらきがまるでちがうのですが、発生的にみますと、肝臓も脾臓も、もともと腸管と密接にかかわって分化したものであり、胎児期のごく初期には、両者ともに血球を形成する役割を担っています。

誕生したあとの我々の身体において、脾臓は血球のうち白血球はつくりつづけますが、赤血球をつくることはなくなります。赤血球をつくる場は骨髄へと移るのです。

しかし、脾臓は余分の赤血球を貯蔵したり、古い赤血球を破壊したりして、身体内の必要に応じて、循環する赤血球の調節を行なっています。

そして赤血球の破壊によってヘモグロビンから生じたビリルビンは、門脈を経て肝臓に運ばれ、肝臓でグルクロン酸抱合などを受け、胆汁の成分として排泄されます。

このように脾臓が門脈を経て肝臓に連絡していることは、重要な意味をもっているのです。

【薄井】 これもまた分化が進んだかたちですね。

【編集部】　わかりました。おつづけください。――

【瀬江】　さらにもうひとつ、これは血管ではありませんが、肝臓からでる管に、《胆管》があり、これは肝臓で生成された《胆汁》を集めて、肝臓の下に位置する《胆嚢》に流す管です。胆汁の主成分である胆汁酸は、脂肪の消化・吸収を助けるはたらきがあり、胆嚢に蓄えられた胆汁は、必要に応じて十二指腸にそそぎ腸管内での脂肪の消化・吸収を助けます。

肝臓における胆汁酸生成の機能は、肝臓が腸管にその原基形態を有し、初期には腸管の機能を能率的に行なうものとして形成されたことを物語っています。

【編集部】　肝臓で物の出入りする連絡路は、動脈と静脈と門脈および胆管の四つがあるということですね？――

【瀬江】　そうです。そして次に、肝臓に入る神経には、交感神経系である《大内臓神経》と、副交感神経系である《迷走神経》とがみられます。このような自律神経系の二重支配は、他の内臓諸器官でも一般的にみられる支配形態です。

以上のように、肝臓は身体の他の諸器官と実体的につながりあっているのですが、今度はその内部構造に分けいり、動脈、静脈、門脈そして胆管が、肝細胞とどのようにかかわっているのかをみていきましょう。

【編集部】　お願いいたします。――

肝臓の内部構造にわけいる

【瀬江】　肝臓の横断面をみると、無数といってよいほどの小さなかたまりが集まっているようにみえます。このひとつひとつが《肝小葉》と呼ばれ、肝臓を構成するひとつの機能単位となっています。

【編集部】　この、全体としては、一見どこがどうなっているのか理解し難い肝臓は、実は肝小葉と呼ばれる小さな器官が無数に集まったものである、つまり《小葉構造》（一巻一四二頁参照）である、ということですね。確かに、肝小葉を図（図版書・八六頁参照）でみますと、くっきりとしたかたちがあって、そのかたちからそのはたらきが何となく想像できますね。で、その肝小葉の数は、およそどのくらいあるわけでしょうか？――

【瀬江】　およそ五〇万個といわれています。そして、その《肝小葉》は、中心静脈を中心に肝細胞が放射状に索状に並び、その間を特殊な毛細血管が網目状に走っていますが、これは《類洞》と呼ばれています。

肝小葉の周囲、なかでもほぼ六角形の小葉の角をなす部分は結合組織で厚くおおわれ、「グリソン鞘」と呼ばれ、このなかを肝動脈、門脈、胆管のそれぞれの枝である、小葉間動脈、小葉間静脈、および小葉間胆管が通り、さらにそれぞれから細い枝がでて小葉間実質内に入りこんでいます。

【編集部】　肝小葉は、それぞれ、無数の肝細胞が結合組織に包まれて六角柱に納められており、その六角柱の中心部を縦に中心静脈が走り、六角柱のそれぞれの角には小さな柱（グリソン鞘）がたっていて、そのなかを動脈の枝（小葉間動脈）と門脈の枝（小葉間静脈）と胆管の枝（小葉間胆管）との、三つの管が縦に走っている。そして、この三本の縦管のうちの二本の管（動脈と静脈）と中心静脈の縦管とを、無数の毛細血管（類洞）が横に広がって網となって結んでいる……と、そういうことですね。そうしますと肝臓といいますのは、肝細胞の間を縦横無尽に走る血管などの管のかたまりのようですね。そして、そのなかを血液が分流しているわけですね。――

肝臓における血液と胆汁の流れ

【瀬江】　この構造のなかを流れているのは、血液および胆汁ですが、それは次のように流れています。

まず、小葉間動脈からの血液と、小葉間静脈（門脈の枝）からの血液は、どちらもともに《類洞》に流れこみます。類洞は特殊な毛細血管で、血管壁に孔がたくさんあり、血漿はこの孔を通って自由に出入りして肝細胞と直接に接触し、容易に物質のやりとりを行ないます。

このようにして肝細胞の周囲を物質交換をしながら流れた血液は、しだいに小葉の中心部へ集まり、ついに中心静脈に流れこみ、それらがさらに合流し、肝静脈となって上大静脈に注ぎます。

【編集部】　そうしますと、心臓からくる動脈の血液と、消化管などからくる門脈の血液とは、類洞のなかで合流すると考えてよろしいでしょうか？——

【瀬江】　そうです。

【編集部】　わかりました。つづいてお願いいたします。——

【瀬江】　その血液の流れに対して、肝細胞で分泌される胆汁は、肝細胞と肝細胞との間につくられた狭い毛細胆管内を、小葉の周囲に向かって流れ、小葉間胆管に集められ、しだいに合流して胆管へと運ばれます。つまり血液と胆汁は、小葉間内部で、それぞれ求心的と遠心的という逆方向の流れを形成していることになります。

【編集部】　たいへんよくわかりました。その肝小葉ひとつひとつが小さな化学工場であり、基本的には、みな同じ仕事をしていると考えていいわけですね？——

【瀬江】　そうです。肝臓の構造について付け加えておきますと、肝臓の毛細血管の内面には、《クッパー細胞》と呼ばれる異物などを貪食する細胞がみられます。

これは、とりいれられた外界の物質がまずいったん集められる肝臓であるから、身体にとって害のあるものをとりのぞくという大切な役割を果たすための構造です。

このような小葉構造の集合体である肝臓は安静時で実に毎分一、四〇〇ミリリットルもの血液

肝臓の再生能力

が流れこみ、その機能を果たしていますが、予備力も大きく、肝臓の四分の三から五分の四まで切除しても、生命を維持することが可能であるといわれ

ています。またその際に再生能力が非常に強いことも肝臓の特徴となっています。

【編集部】毎分一・四リットルといいますと、まさに想像を絶する量ですね！　一時間で八四リットル、一日では二、〇一六リットル、約二トンにもなりますね。家庭用の風呂桶で五杯分ですか……。心臓から吐きだされる血液のうち、約四分の一は肝臓に流れこむということですが……。――

【瀬江】それくらいになるでしょうね。

【編集部】それで、いつか映像でみたんですが、肝臓の毛細血管（類洞）のなかを血液が、もう小川のせせらぎといった感じで、さらさらと流れていましたが、肝臓そのものには筋肉はないわけですね。すると、肝臓のなかの血流といいますのは、ひたすら心臓のポンプの圧力だけで動いているわけでしょうか？　そうだとすれば、心臓のポンプ圧が下がったようなばあいは、肝臓のはたらきも鈍ってくるんでしょうか？――

【瀬江】肝臓での血液の流れは、他のどの部分でもそうであるように、心臓のポンプ力によっていることはまちがいありません。

そしてそれは、動脈側の心臓の押しだす力と、静脈側の心臓の吸いこむ力の両方に規定されるのです。その心臓のポンプ力が変化したばあい、たとえば肝臓においても、肝動脈の圧が下がったり、逆に肝静脈の吸いこまれる力が弱くなり圧が上がったばあいには、肝臓内の血液の流れは滞ってしまい、その結果、肝臓のはたらきは鈍ってしまいます。
前者はショックなどで血圧が下がった時、後者は弁膜症などで右心不全をおこした時にみられます。

看護の視点で肝臓のはたらきをみる

【薄井】　ここに看護するうえでの大切な目のつけどころがあります。つまり、肝臓は血液が流れこむことによってはたらくことのできる臓器だという意識で人々の生活のしかたを観察することです。肝臓への血液の流入を妨げる締めつけとか、体位によって血流速度がかわるとか、肝臓が弱ればクッパー細胞のはたらきも鈍るので感染をおこしやすくなるという視点を重ねる習慣をつけるとよいでしょう。

【編集部】　わかりました。――

【瀬江】　さて、以上、肝臓の構造について述べてきましたが、最後に、これらの構造が変化した状態、すなわち、肝臓の病気といわれる状態について少しふれておきます。

肝臓の病気

まず、肝細胞そのものが肝炎ウイルスなどの感染によって壊死《えし》におちいることがあります。これが《急性肝炎》（図版書・八八頁参照）で、壊死におちいる範囲が狭く、程度が軽ければ、肝細胞はすみやかに再生し、肝炎は治癒した、といわれる状態に回復します。

しかし壊死の範囲が広く、程度が強いばあいには、肝細胞の再生ができずに、そのまま肝臓の機能の破綻をきたし死に至ることもあり、これが臨床的に恐れられている《劇症肝炎》です。
　また、壊死した肝細胞のかわりに線維の増殖がおこり、さらに残った肝細胞の肥大、増殖などにより、本来の小葉構造が破壊されてしまった状態が《肝硬変》です。この時には肝臓は全体として小さく硬く萎縮してしまっています。

【編集部】　ちょっと脇道にそれますが、その《壊死》といいますのは、一般的にはどのような状態をさし、どのようにしておこるんでしょうか？――

【瀬江】　壊死とは、細胞が非可逆的に傷害された状態をいいます。つまり、何らかの原因によって、細胞が代謝を営めなくなり、死に至った状態です。
原因はさまざまで、血液供給の障害による壊死――これの代表的なものが心筋梗塞や脳梗塞です――、ウイルスや細菌の感染による壊死――これはたとえばウイルス性肝炎でみられます――、その他放射線や毒物による壊死などがあります。

【編集部】　わかりました。本論をつづけてください。――

【瀬江】　次に、肝細胞は《類洞》と呼ばれる豊富な毛細管網にはさまれているため、さきほどお話ししたように肝静脈の血行障害がおこると、類洞に貯留した血液で肝細胞そのものが圧迫され、栄養補給が低下し、その状態が長時間つづくことにより、肝細胞が壊死におちいることがあります。

また、毛細胆管も非常に細く、それをとりまいている肝細胞のわずかな変形でもふさがりやすく、ふさがると胆汁が血液中に逆流して、《黄疸》を呈することになります。

さらに、外界からとりいれられ吸収されたものや体内でつくりだされたものがまず運びこまれる肝臓は、さまざまな物質が蓄積しやすく、蓄積したことによる肝細胞の障害がおこることもあります。

以上が肝臓の構造の、おもな変化過程、すなわち肝臓の病気の実体です。

【薄井】　肝臓の変化過程の初期症状は、体がだるいとか微熱がでたというように軽いので、たいていのばあい、しばらく様子をみようということになりがちなのです。黄疸がでてからあわてて肝臓をやられた！　といって受診すると、かなり長い入院期間をいいわたされて、二重に驚かされるということがあります。

肝臓は黙々とはたらきつづける臓器なので、生活のハメをはずさなければ、病むことも少ない臓器なんですよね。日々の暮らしのなかで、摂取と排泄、運動と休息のバランス感覚を身につけてもらいたいですね。

【編集部】　ありがとうございました。――

三、人間の肝臓のはたらき

【編集部】それでは次に、人間の肝臓の具体的なはたらきはどうなっているのか、お願いいたします。――

外界から摂取した物質への肝臓のはたらき

【瀬江】肝臓のはたらきは、一言でいえば、身体全体のための代謝なのであり、構造的には、外界から摂取した物質、および体内で生成された物質を、身体の必要性に応じて合成あるいは分解し、それを利用・貯蔵・排泄へと配分することです。これを図示すると次のようになります。

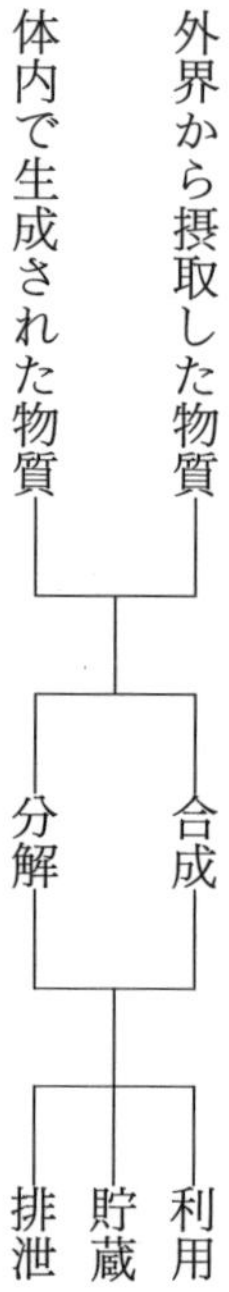

このようなはたらきが、肝臓を構成しているひとつひとつの肝細胞のなかで、絶え間なく行なわれているのであり、そうすることによって内部環境を、身体を構成するひとつひとつの細胞が

生きるのに必要な条件に維持しているのが肝臓なのです。具体的にみてみましょう。まず第一に、外界から摂取された物質は、腸管から吸収され、肝臓に運ばれます。

【編集部】　腸管から吸収されて、門脈から肝臓に入ってくる栄養素ですね。――

肝臓にとりこまれたグルコース

【瀬江】　そうです。そのうちの《炭水化物》は、腸管内で分解されて、そのほとんどは《グルコース》（ブドウ糖）として吸収されます。通常食事をすると、グルコースは大量に吸収され、門脈内のグルコース濃度は急に上昇しますが、肝臓を通過するうちにその三分の二が肝臓にとりこまれ、全身を循環する血液中のグルコース濃度が、一二〇～一三〇 mg／d*l* 以上に上がるのを抑えています。

肝細胞内に入ったグルコースの一部は、その重合体である《グリコーゲン》に合成されて蓄積され、さらに余分なグルコースは肝細胞で脂肪に合成されたのち、脂肪組織に運ばれて蓄えられます。甘いものをたくさん食べると太るのはこのためです。

一方、体内におけるグルコースの利用に応じて、肝臓に蓄積していたグリコーゲンは分解されてグルコースとなり、肝細胞から血液中へとでていきます。

このように肝臓は、人間の活動の変化による糖の必要性の変化に応じて糖を配分しているのです。このはたらきは、インスリンなどのホルモンも関係していますが、これについてはまた「ホルモン」のところで述べることにします。

【編集部】　その糖といいますのは、いわゆる血糖ですか?――
【薄井】　そうです。糖尿病患者がふえて、血糖値について一般の人々の口にのぼるようになりましたね。
【瀬江】　このようにして蓄えられたグリコーゲンも量には限りがあり、二四時間断食すると分解されつくしてしまい、内部環境にグルコース濃度を維持できなくなってしまいます。グルコースが不足したばあい、体内では次に脂肪をエネルギー源として利用することになりますが、それでもグルコースは不可欠です。なぜならひとつには、脳細胞は、他の組織の細胞とちがいグルコースとケトン体しかエネルギーとして使えないからです。低血糖におちいると意識障害や痙攣がおきるのはこのためです。

グルコースが不足したばあい

もうひとつは、脂肪をエネルギー源として利用するばあい、その代謝過程に必ずグルコースが必要となるからです。

したがって内部環境にグルコースが不足してきますと、肝臓において、アミノ酸や、脂肪の成分であるグリセロールからグルコースが合成されることになります。これを《糖新生》といいます。
【編集部】　そのグルコースというのは、主として細胞の燃料に使われるわけですね。それを蓄えておく時にはグリコーゲンや脂肪に合成して、またグルコースが不足してくるとグリコーゲンやさらに脂肪を分解してグルコースにするわけですね。つまり、合成したり分解したりと、かなり複雑な工程があるわけですが、それならはじめからグルコースとして貯蔵しておけばいいようなものですが、なぜわざわざそのつど合成したり分解したりするのでしょうか?——

グルコースは貯蔵できない　【瀬江】　少しわかりにくいかもしれませんが、身体内で貯蔵するには、貯蔵に適したかたちがあるのです。たとえば、ご飯も炊いた状態だとたしかにすぐ食べられますが、そのまま置いておくとくさったりするでしょう。

早い話が、グルコースのままであれば、簡単に細胞からでて血流にのって運ばれていってしまうわけですから貯蔵することができないわけです。

それに、グルコースからグリコーゲンへの合成といいましても、まったく異なった化学物質をつくりだすわけではなく、グリコーゲンとは、いってみればグルコースを次々とつないでいって、木の枝のようにしたものです。

このようにつなぎとめれば、細胞からでていけませんので、貯蔵ということになるわけです。そして必要とあれば、そのつながりを切って、グルコースにして利用できるのです。

【編集部】　わかりました。——

グルコースの血中濃度が高いばあい　【薄井】　ついでにグルコースの血中濃度が高いばあいのこともイメージしておきましょう。さきほど脳細胞と赤血球のエネルギー源やその貯蔵についての説明がありましたが、日常の暮らしのなかでも、頭を激しく使うと甘いものがほしくなったり、糖尿病の検査にヘモグロビンA_{1C}が使われていることとつながりがあるのです。赤血球は核もミトコンドリアもありませんので、グルコースをどんどんとりこんで酸素を使わないでエネルギーを得るしくみになっています。だから血糖値の高い状態があると、それを反映してA_{1C}も高くなるのです。赤血球は約一二〇日間生きますので、長期の血糖状態を知ることができて、昔のように検査の前に食事量を減らすなどという患者さんの努力は無意味になったのです。

【瀬江】　そうですね。ヘモグロビンA_{1C}は、二〜三ヵ月の血糖値を忠実に反映しますので、我々医師の立場からいえば、患者さんに検査の前日の摂生でごまかされることがなくなりましたし、また合併症がおきるかどうかの判断のめやすにも使えて、便利になりました。

アミノ酸に分解された蛋白質

では次に《蛋白質》をみてみましょう。摂取された蛋白質は、腸管内でアミノ酸に分解されて吸収されます。人間の身体は、二一種類のアミノ酸がさまざまに結合することによって、さまざまな蛋白質をつくりだしているのですが、それらの蛋白質は、細胞そのものの構成物質として、あるいは生命を維持するのに必要な機能を担う物質（たとえば酵素、ホルモン、抗体など）として、さらにエネルギー源として利用されています。

【編集部】　人間の身体は、その内部でおそらく数千種類の蛋白質を合成してつくりだしているということですが、蛋白質の原材料はアミノ酸であり、その種類が二一あり、それらアミノ酸の組合せによって、必要なさまざまな種類の蛋白質がつくりだされるということですね？　アルファベットの二六文字の組合せで、いろいろな単語が無数につくられるのと同じようなものでしょうね？――

肝臓に運ばれたアミノ酸

【瀬江】　そうです。腸管から吸収されたアミノ酸は、門脈を経由して肝臓に運ばれ、いったん肝細胞にとりこまれて、《低蛋白分子》に合成されて貯蔵されます。

しかし、すべての種類のアミノ酸は血液中に存在して体内を循環し、必要な部分に、必要なだけ、必要な種類のアミノ酸を供給しているのであり、そのようにして身体の各部で利用された血液中のアミノ酸に対しては、主として肝臓の蓄えのなかから、一部は他の体細胞の蓄えのなかから補われます。

このように、肝臓は必要に応じてアミノ酸を貯蔵あるいは利用へと配分し、内部環境を一定に維持しているのです。

【編集部】　やはり、貯蔵する時はアミノ酸そのままではないんですね。しかし、ともかく必要に応じてアミノ酸にもどして、要請があれば即座に出荷するわけですね。――

【薄井】　ここで大切なのは、アミノ酸の種類ということです。必要に応じてアミノ酸にもどして血流を介して全身をめぐるといっても、人間は高度に進化した生物ですから、身体各部で必要とするアミノ酸の種類や量がちがっているわけで、それらの需要に応じられなければ、たとえばある酵素をつくりだせなくなるといった問題も生じてくるのです。免疫力が低下するという問題も抗体をつくりだすアミノ酸不足といった状況もあるわけですね。

【瀬江】　そうですね。さらに、また、肝細胞内においてのみ合成される特殊な蛋白質もあります。たとえば、血漿浸透圧を維持するアルブミンや、血液凝固過程で使われるフィブリノーゲンなどの凝固因子です。

肝細胞の障害が進むと、むくんだり出血が止まらなくなったりしますが、むくむのは、肝細胞がアルブミンを合成できなくなって、血漿浸透圧が下がるためであり、また出血が止まらなくなったりするのは、血液凝固因子を合成できなくなって、凝固過程が円滑に進行しないためです。

アミノ酸の種類

人間の身体は生きているかぎり、常に物質的に入れかわっています。通常の日常生活で消耗し、壊れていく蛋白質を補充するためには、日々体内で蛋白質が合成されなければならず、そのために食として必要量が摂取されなければなりません。摂取量が不足すると、肝細胞をはじめ、ほかの体細胞に蓄えられたアミノ酸が使われてしまい、さまざまな障害がでてきます。

また、通常量摂取していても体内での必要量が増加したばあい、たとえば体内でガン細胞が増殖する時などには、多量のアミノ酸を他の組織から引きだして利用するため、同様のことがおこりますし、また、大量に出血したばあいなども、失われた血漿蛋白質を合成するために必要な蛋白質の量は増大します。

このように蛋白質は人間の身体を構成する重要な物質であるために、食事摂取が不充分な時のエネルギー源としては、糖と脂肪が枯渇してしまった後の最後の手段として使われます。

【編集部】　そうしますと、ちょっと変な質問ですが、炭水化物や脂肪はとりすぎるといろいろの問題がおこってくるということですが、蛋白質にはとりすぎということはないんでしょうか？

蛋白質のとりすぎ

【瀬江】　もちろんあります。一般的にいえば、必要以上にとりすぎたものは、すべて身体に過度の負担をかけることになるのです。

まず大量にとりいれられた蛋白質はアミノ酸に分解されて吸収されるわけですが、これは消化器官を過度にはたらかせます。

次に、吸収されたアミノ酸はすべて肝臓に運ばれて代謝されますが、必要な蛋白質やその他の物質に利用されるもの以外は、糖や脂肪に変換されて蓄積されたり、尿素に合成されて排泄されることになりますから、肝臓にも腎臓にも余計なはたらきを強いることになるわけで、肝臓も腎臓もしだいしだいに疲労してその実力が衰えていきかねません。

【薄井】　この蛋白質をとりすぎる時の問題も、ステーキを三〇〇グラム食べるなどというかたちでとると、アミノ酸の種類も人間の身体に必要なアミノ酸バランスとは異なっていますから、肝臓や腎臓のはたらきすぎにみあった成果をあげることにはならないということです。かといって、多くの種類の蛋白質を食べようとすると、これまたとりすぎの危険が生じます。

そう考えていくと、四群点数法を考案して毎日の食事の目安をつくってくださった香川綾先生の実践栄養素の発想はすばらしいと思います。

【編集部】　わかりました。——

【瀬江】　それでは、肝臓のはたらきとして、外界から摂取された物質のうち、炭水化物と蛋白質の代謝をみてきましたので、次に《脂肪》のばあいをみてみましょう。

脂肪の合成と分解

脂肪は腸管内で、脂肪酸とグリセロールに分解されて吸収されますが、吸収されると腸管壁の細胞内ですぐに脂肪に合成され、さきほど話しましたように、他の栄養素とちがって、肝臓を経由しないで、いったん脂肪組織に蓄えられます。

全身の脂肪組織では、それまで蓄積していた脂肪は消化酵素リパーゼによって脂肪酸とグリセロールに分解され、かわりに新しい脂肪が蓄積し、常に入れかわっていますが、分解された脂肪酸は血液中を運ばれて肝細胞にもとりこまれ、次のような変化を受けます。

ひとつは、グルコースが消失した際、脂肪酸はエネルギー源として、脳細胞や赤血球をのぞく多くの細胞で利用されますが、その多くはまず肝細胞で最初の分解を受け、ケトン体となってからそれを利用する細胞へ運ばれます。

もうひとつは、肝細胞において、脂肪酸は、コレステロールやリン脂質へと合成されます。これらは、細胞構造やホルモンなどの材料として人間の身体にとってなくてはならないものであり、食物としてとりいれられる以上に肝細胞で合成されています。このように吸収されて直接には肝臓に入らない脂肪も、結局は肝臓において、身体の必要に応じた配分を受けているのです。

脂肪酸の利用

【薄井】　脂肪酸の利用としては、第一に心臓があげられますね。胎児の時から死ぬまで休みなくはたらきつづけている心臓のエネルギー源は脂肪酸なのです。ですから日々の食事で極端に脂肪をカットしたり、コレステロールを含む食品を避けたりするような現象にとらわれた対応をすると、身体は意外なところで努力を強いられることになりますね。いちばん気の毒なのが肝臓です。

【編集部】　脂肪に関してもまた、その時々に応じて、実にいろいろな合成と分解がなされているんですね。――

【瀬江】　そうです。そして、今までみてきましたように、炭水化物・蛋白質・脂肪と、それぞれ異なった物質としてとりいれられた食物も、その区別は絶対的なものではなく、身体の必要性に応じて、相互に転換しあっており、それを行なっているのが肝臓です。ですから、肝臓がいかにたいへんな仕事をしているかわかるでしょう。

薬剤や毒物の代謝

さらに肝臓は、栄養素以外の摂取物である薬剤や毒物なども、その多くをとりこんで代謝します。したがって薬剤などの乱用は、肝臓を痛めつけることになってしまいます。

【編集部】　その、薬物や毒物の代謝といいますのは、薬物や毒物を分解したり破壊したりして、その効き目をなくしてしまうことでしょうか？——

【瀬江】　そうです。そして通常はそれらを水溶性の物質に変えて、腎臓や胆管から排泄できるようにするのです。

【編集部】　わかりました。おつづけください。——

体内で生成された物質への肝臓のはたらき

【瀬江】　これまでお話ししてきたのは、外界から摂取された物質に対する肝臓のおもなはたらきです。

次に、第二の、体内で生成された物質に対する肝臓のはたらきをみてみましょう。

【編集部】　体内で生成された物質といいますのは、代謝の結果できてきた物質でしょうから、まとめて《代謝産物》と呼んでもよろしいでしょうか？——

【瀬江】　はい、結構です。

ビリルビンが増加すると黄疸を呈する

まず、《ビリルビン》です。肝炎などの時に黄疸を呈するのは、このビリルビンが血液中に増加するからです。ビリルビンは脾臓のところで触れましたように、赤血球中のヘモグロビンから生成されます。古くなった赤血球は体内で常に壊されていますが、その時に放出されたヘモグロビンは、ビリルビンに変化します。

これは不要になった老廃物ですが、水に溶けないため腎臓からは排泄されず、肝細胞にとりこまれてグルクロン酸抱合を受けて水に溶ける物質となり、胆汁の成分として腸内に排泄されるか、腎臓から排泄されるかします。

したがって赤血球の破壊が著しく、肝細胞での処理がそれに追いつかないばあいや、肝細胞の障害でそれらの処理をできなくなったばあいや、胆道の閉塞によって胆汁が流れなくなったばあいには、ビリルビンが血中に増加し黄疸を呈してくるわけです。

【編集部】　赤血球は、体内に常時二〇兆個もあって、しかも寿命は約一二五日と非常に短いということでしたね。そうしますと、単純に計算しますと、赤血球は一日に一、六〇〇億個も死滅していることになりますが、その膨大な数の破壊された赤血球の廃物処理を肝臓がしているというわけですね？——

【薄井】　ナースの感覚としては、毎日寿命のつきた赤血球が新しくつくりかえられていて、壊された赤血球のビリルビンが水に溶けないために、肝臓は胆汁のかたちにして消化管にだしているところに注目していただきたいのです。人間の身体がいかに合目的につくられているかを知ると、たとえば黄疸がおこった患者をみたばあいにも、胆汁の色だな、胆汁がうまく流れでなくなったのかな、と肝細胞からでていく静脈行きと胆管行きのルートが頭に浮かぶようにして、いったいどこにどのような障害が発生しているのだろう？　と、正常な機能と重ねて理解することができるようになりますね。

これは患者ではありませんが、赤ん坊の生理的黄疸が強いといわれて不安をかくせない母親がいたので、母胎内では赤ん坊は胎盤血から酸素をもらうので赤血球が多くなっていて、今は自分で呼吸して酸素をとりこんでいるから多すぎる赤血球をどんどん壊している、その色なのだと説明したのですが、外にあらわれた症状がどのようなしくみとはたらきの結果なのかを説明できるようであってほしいと思いました。そうすると母親は安心して色の変化をみていることができますね。

ホルモンは肝臓で分解される

【瀬江】　それから次に《ホルモン》です。多くのホルモンは肝臓で分解され、ホルモンとしての活性を失われ排泄されますが、これによってホルモンは分泌と排泄のバランスがとれているのです。

【編集部】　ははあ……、そうしますと、膵臓だとか副腎だとか、ホルモンをつくりだす器官というのは、ただつくりっぱなしで、その分解作業は肝臓に任せているわけですか。それで、一方では専門器官でホルモンがつくられ、一方では肝臓でホルモンが分解されることによって、その結果として、全体としてのホルモンのバランスがとられている……というわけですか？……

【瀬江】　そうです。そのため、肝細胞の障害によってホルモンの分解の機能が低下しますと、ホルモンのバランスがくずれ、たとえば、男性の肝硬変患者において、女性ホルモンであるエストロゲンの分解が低下したために、エストロゲンのはたらきで女性化乳房がおこってきたりします。

アンモニアを尿素に変える

さらにまた肝臓には、さきほどお話ししましたように、蛋白質の分解産物として生成された《アンモニア》を《尿素》に変えるはたらきがあり、尿素は腎臓から排泄されます。アンモニアは人間においては中枢神経系に対して毒として作用するものであり、それをすみやかにとりのぞき無害なものに変えるはたらきを肝臓が行なっているのです。

【編集部】　その、蛋白質の分解といいますのは、何の必要があって、どこで、どのように蛋白質が分解されるんでしょうか？――

【瀬江】　我々が生きているということは、新陳代謝という言葉で小学生から常識になっていますように、体中の物質が常に新しくいれかわっているということであり、蛋白質も例外ではありません。

人間の身体は、水分を除けば残りの七五パーセントが蛋白質だといわれています。その蛋白質は身体の構造の成分としてはもちろんのこと、酵素にも抗体にもホルモンにもヘモグロビンにも使われています。

そして、それらの蛋白質は、生きている以上常に新しいものにいれかわっているのですから、古くなったものは、細胞内でアミノ酸に分解されるのであり、その過程でアンモニアが生成されるのです。

【編集部】　わかりました。そうしますと、肝臓がとりあつかう物質のうちで、ここで「体内で生成された物質」といいますのは、老廃物や不要物をさすのであって、つまりは全体として肝臓は廃棄物の処理工場でもあるわけですね？――

身体全体のための代謝

【瀬江】　同じく自己化の過程といいましても、自分をつくったり、使ったりするのに必要な物質の合成・分解もあれば、不要となった物質の分解・合成もあり、一応論理的に図（九六頁）のように分けたわけです。

すなわちこれまで具体的に述べてきました肝臓のはたらきは、端的には、身体全体のための代謝なのであり、構造的には、「外界から摂取した物質」および「体内で生成された物質」を、身体の必要性に応じて合成あるいは分解し、利用・貯蔵・排泄へと配分することということができます。

そして、そのようなはたらきをすることによって、肝臓は内部環境を、身体を構成するひとつひとつの細胞が生きるのに必要な条件に維持するはたらきを担っているのです。

【編集部】　とても明快に理解できました。——

【瀬江】　わかっていただけましたか（笑）……。

ところが、現代生理学においては、肝臓は〝消化器官〟のなかに分類されており、「生体内代謝の中心的役割を果たすが、その機能は複雑多岐にわたる」と、その具体的機能がただ列挙されているだけであり、はなはだしくは、「肝臓は全身の最大の腺であり、その機能もつぎのようにはなはだ多い。（中略）これらの多くを肝臓の機能としてここでひとまとめに述べることは機能系統を中心とする本書の趣旨に添わない」（William F. Ganong 著『医科生理学展望』松田幸次郎他訳・丸善）と述べている教科書さえあります。

これは現代生理学が現象論であり、機能主義を一歩もでていないことを示しています。

【編集部】　確かに……。私も勉強のために何種類かの医学の教科書などを読んでみましたが、あまりに複雑な記述なので、肝臓の全体像がつかみ切れないでいました。「肝臓は人体における最大の化学工場である」などと書いてあって、細かくその作業が並べられているのですが、「ではなぜ、何の目的で……」という肝腎のところがつかめないので、いらいらしました。――

なぜ肝臓が必要なのか

【瀬江】　肝臓が独立した器官として存在する以上、内臓の特殊性としての肝臓であるのは当然ですが、それとともに肝臓自体に的を絞ればその肝臓としての一般性はもちろんのこと「肝臓としての本質」もあるのですから、生理学はしっかりとそこを問わなければなりません。つまり、人間が生きていくうえで、なぜ肝臓が必要なのかが説かれなければなりません。

なお肝臓形成の歴史的必然性については第一節でお話ししましたが、ここでは一見複雑にみえる肝臓の機能は、論理的にはたんなる「消化器官の一機能」ではなく、「体内の必要性に応じた物質の代謝による再配分である」ととらえることができること、そして、それによって、内部環境を生きていく条件に常に保っていることを押さえておいていただきたいのです。

日々の生活習慣の影響を受ける臓器

【薄井】　しかもそのはたらきは、くどいようですが、血液が流れこむことによって行なわれるのですから、日々の生活習慣の結果、たとえば食物のとりかたや食事中・食後の姿勢や活動などのほかに、衣服の選択や着かたなどの影響を刻々と受けながらはたらいている臓器だということも押さえておいてほしいと思います。

【編集部】　ここで、いくつか追加質問をしてよろしいでしょうか？――

【瀬江】　ええ、どうぞ……。

【編集部】　まず、肝臓は複雑多岐にわたる仕事をしているわけですが、その仕事をする能力は、すべて肝細胞が身につけているんでしょうか。あるいは肝細胞にも何種類かがあって、仕事を分担しあっているんでしょうか。あるいは肝小葉という単位で、つまりチームで仕事をこなしているのでしょうか？――

【瀬江】　いえいえ、すべての肝細胞が、すべてのはたらきをすることができるのです。肝臓には五〇〇以上の機能があるといわれていますが、約二、五〇〇億個ある肝細胞のひとつひとつに、それらの機能のすべてが備わっているということです。ただ、その個別細胞にある機能は全体的にはたらいてはじめて、満足な機能として実存できるものなのです。

【編集部】　次に、肝臓は全身の血液の成分を管理していると思われますが、それは「常に血液の成分を一定にする」というかたちで管理しているのでしょうか。もちろん、全身各現場の活動状況などによって、細胞外液の状態は時々刻々と変わっていきますから、それに合わせなくてはならないわけですが、そのばあいでも、ともかく時々刻々と肝臓から送りだす血液成分を過不足ない状態に保っていくというかたちで、現場からの要請に応えているんでしょうか？　それとも、時々刻々と現場からの要請にそって、血液の成分を随時に変えながら送りだしているんでしょうか？――

【瀬江】　肝臓からでていく血液の成分を一定にして送りだすことが、すなわち現場の要請に応えることになるわけです。

血液の成分を一定にする

つまり、人間の通常の活動であれば、血液の成分を常に一定に維持することによって、各組織の必要とするものを補えるのです。もちろん一定といってもある程度の幅があるわけですが、肝臓のはたらきが低下して、その幅を維持できなくなると、さまざまな問題が生じてきます。

たとえば、肝臓が血液中のグルコースを充分に補っていけなくなると、血糖値が低下し、グルコースだけしか代謝に使えない脳細胞は障害を受けてしまうといったことなどです。

【編集部】　また、その血液成分の管理をするには、常に情報といいますか、血液の状況を察知しなければならないと思いますが、その検知のしくみはどうなっているんでしょうか？　交感神経と副交感神経とが統括しているんでしょうか？——

【瀬江】　そうですね。それにはホルモンも関係しています。つまり、血液中の成分を一定にするための肝臓のはたらきは、脳によって自律神経とホルモンを介して統括されているのです。

たとえば、糖についてみますと、肝臓においては、インスリンホルモンは血糖値を下げる方向にはたらき、逆に、グルカゴン、甲状腺ホルモン、成長ホルモン、副腎皮質ホルモンおよび交感神経系の物質であるアドレナリンなどは、血糖値を上げる方向へはたらきます。

このように、肝臓では、その時々の状況に応じて、ホルモンや自律神経が総合的にはたらいて、血糖の代謝の調節を行ない、それによって血糖値を一定に維持しているのです。

これは、その時々の血糖値を脳が感知し、自律神経とホルモンを介してその代謝を統括しているということなのです。

【薄井】　今のご説明にありましたホルモンについてですが、血糖値を下げる方向にはたらくのは、インスリンだけなのですね。血糖値を上げるホルモンは、いろいろあるのに。これは私達の身体が緊急事態に対処できるように準備されていることを意味します。それほど食物の確保が困難だった時代が長かったということで、現代は異常事態だととらえて、頭をはたらかせて食べなければならないのです。

【編集部】　それに関連しまして、「肝機能検査」というのがありますね。あれは何の目的で何を検査するわけでしょうか？——

肝機能検査とは

【瀬江】　肝機能検査とは、肝臓の実体的および機能的異常を知るための検査であり、通常は、肝臓を直接みることが難しいので、血液をとり、血液中の成分を媒介として肝臓の状態を判断します。

肝臓の実体的な異常、すなわち肝細胞の破壊の有無をみるのが、みなさんよくご存じのＧＯＴやＧＰＴです。これは肝細胞のなかに存在している酵素であり、肝細胞が破壊されると血液中に逸脱してきて高い値を示します。

また肝臓の機能の異常は、肝臓が合成して血液中に送りだしている、蛋白質であるアルブミンや血液凝固因子、あるいはコレステロールが低くなることによって知ることができます。

もちろんこのほかにも、たくさんの検査があり、それらをうまく組み合わせることによって、媒介的に肝臓の状態を判断します。

【薄井】　肝機能検査の時、食事をとらない状態で採血しますね。それは食物の消化・吸収に伴って血液にさまざまな変化がおこるからです。たとえばグルコースや中性脂肪の値などは食後すぐ高くなりますね。コレステロールのように肝臓で合成されるものは、食物から入ってくれば合成を休みますので、そんなに値は高くはならないというように、肝臓はなかなか芸の細かな臓器ですから、データをみたばあいに、肝臓のそれぞれのはたらきを重ねて意味を読みとる習慣をつけたいものです。

【瀬江】　さらに最近は、画像診断技術が進歩し、ＣＴやＭＲＩや超音波などの画像から、肝臓の状態を把握することができますし、より直接的には腹腔鏡で肝臓表面をみたり、肝生検、すなわち肝臓の細胞を少し切りとり顕微鏡でみることによって正確に肝臓の状態を知ることができるようになっています。

【薄井】　熱がでて、過労か風邪かと考えて寝ていた人に受診をすすめたところ、そこではすぐ血液検査とＣＴで急性肝炎と診断され、入院となったケースがあります。

異常に高い検査値と炎症像から劇症肝炎の危険を予測し、インターフェロンを使って危険を脱することができたのですが、専門医の早期診断が下されると、ナースとしてなすべきことがすぐ浮かんできて対処できます。

【編集部】そんな時、どのように対処するのですか。——

【薄井】肝細胞の破壊を最小にとどめ、速やかに抗体をつくりだせるように、絶対安静と食物の選択と患者の気持ちを、ウイルスと闘う自分の身体の力を信じて応援するという、安定した状態にもっていくというのが原則です。そして急性肝炎の段階で完全に治してしまうことが大切なのです。

【編集部】肝炎というと、症状がないのに安静にさせられるという文句をよく聞きますが、やはり安静は必要なんですね？

肝臓のはたらきが悪くなるということは、全身のすべての細胞や臓器に、それは深刻な影響を与えることになりますね？——

肝臓のはたらきが悪くなると

【瀬江】もちろんです。肝臓はすべての細胞が生きるのに必要な内部環境を維持するための重要なはたらきを担っているのですから、そのはたらきが悪くなると、その悪くなったレベルで全身の細胞に影響を与えることになります。

たとえば、肝臓のはたらきが低下して、グルコースやアミノ酸など必要な栄養素や、体内で重要なはたらきを担う酵素や血液凝固因子などの蛋白質などを合成して供給することができなくなったり、代謝の結果生じたアンモニアなどの有害物質を無害化することができなくなれば、体中の細胞が大きく深刻な影響を受けることになります。

通常、肝臓は大きな予備力をもっていますので、そう簡単に全体としてはたらきが低下することはありませんが、劇症肝炎や肝硬変が進み、いわゆる肝不全といわれる状態になった時には、皮膚の変化、循環障害、内分泌障害等はもちろんのこと、脳にも変化をきたし、ついには昏睡状態におちいってしまうのです。

肝臓の予備力

【薄井】　肝臓の予備力という点で、私はよくみかんを思い浮かべるのです。みかんが古くなる時、くさってしまうものと、皮が硬くなるものとがありますね。皮が硬くなったみかんは、中身はちゃんと食べられます。肝硬変になった方で上手に暮らしていかれる患者さんをみると、硬くなって内部の肝細胞のはたらきを守ってくれている自然の法則性のようなものを感じるのです。

【編集部】　次に、肝臓には〝痛み〟が発生することがあるんでしょうか？　肝臓は全身の各現場からのわがままに対処して、最後の最後まで何とか現場の要請に応えようとする、ずいぶんと忍耐強い臓器だと思いますが、「これはもう限界だ。勘弁してくれ！」というような時に、胃や心臓や呼吸器などのように、何か、痛みとか吐き気とか息切れだとか、そうした危険信号をだすことがあるのでしょうか？——

痛みを発生しない肝臓

【瀬江】　肝臓病のばあい、胃や心臓の病気にあるような特有の痛みというのは、ほとんどありません。なぜかといいますと、実体としての痛みはともかくとして機能としての痛みというのは、たとえていえばその個所の本来のありかたからはずれるような急激かつ加速的な運動をさせてはならないといういわばサインなのです。

ですから心臓のばあいに痛みがあれば、心臓を激しく運動させないよう安静が必要ですし、胃腸のばあいに痛みがあれば、胃腸の消化運動を強いる食事は控えなければなりません。

しかし肝臓のばあいはそのような運動は本来なく化学的なはたらきであり、しかも常にコンスタントにはたらいていなければならないのですから、本来のありかたからはずれるような急激かつ加速的な運動をするなというサインである痛みはないものと思ってください。

肝臓病の症状は、一般的には全身倦怠感、食欲不振、悪心、嘔吐などです。それだけにそれらは、肝臓が「食事をとっても、それを代謝して、必要なだけ送りだすことができません」といっているサインとしてもとらえることができるでしょう。

したがって、肝臓病をひどくさせないためには、肝臓に負担をかけるような生活をしないことはもちろんですが、痛みがない分そのような自らの内からのサインにしっかり耳を傾け、早くに対処することがとても大事です。

【編集部】　最後に、肝細胞自身も細胞ですから、何らかのかたちで栄養を補給されなくてはならないと思いますが、それはどうなっておりましょうか？――

肝細胞の栄養補給

【瀬江】　肝臓を構成する細胞の栄養補給は、固有肝動脈と門脈から流れこむ血液によってなされています。両者からの血液は、さきほど「人間の肝臓の構造」の項で述べた構造によって、合流し、肝細胞をとりまく毛細血管（類洞）に注ぎ、ここで肝細胞と物質のやりとりを行ないます。すなわち、肝細胞は栄養と酸素を受けとるのです。

肝細胞も身体を構成するひとつの細胞である以上、栄養摂取の基本的なありかたは、他の細胞と同じです。ただ肝細胞の特殊性は、自らの細胞を養う代謝と同時に、身体全体を養う代謝を行なっているという二重構造をもっている点にあります。

したがって、身体全体として摂取した栄養を門脈を介してまず肝細胞がとりこむのであり、そこに含まれた栄養は身体全体の栄養であると同時に肝細胞の栄養ともなります。

【編集部】　なるほど。肝臓は、いわばとれたての、いちばん美味しい栄養を真っさきに食べられると（笑）……、役得ですね。もっとも、悪い食物が入ってくると、これまた真っさきに毒味をしなければならない（笑）……。――

【瀬江】　まあ、そのようなわけで、肝細胞は門脈から充分な栄養を受けとれるわけですが、これでは足りないものがあります。それは酸素です。門脈血は栄養は多く含んでいますが、腸管など腹腔内の器官を流れてきた静脈血であって、酸素を充分には含んでいません。肝細胞が生きていくのに必要な酸素を補給するのは、固有肝動脈と呼ばれる動脈からの血液です。

さきほどの説明のとおり、両者は合流して肝細胞周囲の毛細血管に流れこむのですが、その割合は通常、門脈血が四分の三から五分の四で、動脈血が残りの五分の一から四分の一となっています。――

肝臓をいたわるには

【薄井】　要するに肝臓をいたわるには、食物を合理的に選択し、食べかたも特定のものを大量にとったりしないというような食の習慣と、肝臓への血流を阻害しないという生活上の注意が自然にいき届くようになればいいということでしょうね。

【編集部】　ありがとうございました。次に、同じく〝内部環境〟を支えるもうひとつの器官、腎臓についてうかがっていきたいと思います。――

第三節　人間にとって腎臓とは何か

一、「生命の歴史」にみる腎臓の発展

【編集部】　さて腎臓といいますのも、肝臓と似ていて、私たちにとって日常あまり関心が向かない臓器ですね。どんなはたらきをしているのかは、まあ〝排泄〟に関係していて、尿をつくるところで、ちょっと独特のかたちをしていて……というくらいの知識はありますが、実際にはどこにあるのか、どの程度の労働をしているのか、とらえどころがないといいますか、なじみの薄い感じです。しかし、さきほどからのお話では、肝臓と並んで、内部環境についての重要な役割をもっているわけですね……？――

【瀬江】　人間にとって腎臓とは、内部環境の必要なものと不要なものとを選別し、その結果、必要なものは保持し不要なものを〝尿〟として排泄する器官です。

腎臓のはたらき

現代生理学では、腎臓を単純に〝排泄器官〟と位置づけていますが、腎臓にとって排泄とは選別の結果でしかありませんので、このような位置づけの仕方は学問的ではなく、たんなる現象論でしかありません。

【編集部】　腎臓をたんなる〝排泄器官〟としてとらえたのでは、腎臓の基本的なはたらきを見失ってしまう……ということですね？——

【瀬江】　そうです。そのようなとらえかたは正確ではないというよりむしろ誤りだというべきですが、これについてはのちほど詳しくお話しすることにします。

【薄井】　医学のとらえかたが、そのまま看護教育に入ってきていますので、多くのナースたちは腎臓を軽視して日々のケアにつながるような腎臓のとらえかたができなくなっている、と常々感じさせられてきました。現在、私たちが生きて生活しているうえで、腎臓がどんなはたらきをしてくれているのかをきちんと押さえるためには、ルーツをたどって本質を理解しておく必要があるということなのです。

腎臓のルーツをたどる

【編集部】　それでは、また「生命の歴史」からみたばあい、腎臓という器官はどのようにとらえられるか……といったところからお話しください。——

【瀬江】　生物進化の歴史の流れのなかでの腎臓は、魚類において、それまでの腎臓の原基形態、から質的転化をとげたかたちで形成されたものですが、これは環境の激変により、大きく環境から乖離してしまった内部環境を維持するために形成された器官のひとつです。

【編集部】　肝臓のばあいと同じですね？——

【瀬江】　そうです。それで、人間にとって腎臓とは何かを理解していただくために、肝臓の時と同様になぜ魚類において腎臓が独立器官として形成されなければならなかったのかを考えてみましょう。

まず、魚類においてはじめて腎臓が形成されたということは、それ以前の生命体には腎臓はなかったのかといった疑問があるでしょう。そうなのです。確かにありませんでした。

しかし、大事なことは、地球上にはじめて誕生した単細胞といえども、腎臓の機能の原基形態、すなわち選別というはたらきはもっていたということです。

逆からいえば、だからこそ、生命体として充分に複雑な構造をもつようになった魚類において選別機能をもつ腎臓が形成されるに至ったわけです。

【編集部】　そうしますと、細胞といいますのは、どのような細胞でも、それぞれに選別のはたらきはもっているわけですね。それを腎臓は、全身という大きなレベルで、専門的に選別の仕事に携わるということですね？　そして〝選別〟といいますのは、自分がとりいれた物質のなかで、必要なものと不要なものとを選り分けるということですね？――

選別というはたらきとは

【瀬江】　そうです。では、一般的に生命体にとって〝選別〟というはたらきはどのような意味をもつものでしょうか。

生命体の特徴は〝生きている〟ということでしたね。生きているということは〝代謝〟を行なっていることであり、代謝とは「摂取→自己化→排出」の過程をもっているということです。

そして、この過程にこそ、生命体内に、必要なものと不要なものとが生じる必然性があるのであり、したがって、その両者を選別するはたらきが要求されるのです。

【編集部】　そもそも〝代謝〟という過程のなかに、選別ということが組みこまれているわけですか？――

【薄井】　そういうことです。学生の頃、たえず変化しながら変化しない状態をつくりだすから生きているといえるのだという講義を聞いたことがあります。このことは、見かたを変えれば、変化しない状態、つまり一定の基本線を保つために選別をくりかえしているということですね。

【瀬江】　そうですね。すなわち、外部環境からとりいれたもの（水・酸素・栄養素）と、自己化の結果生じたもの（二酸化炭素・代謝産物）とのうち、その時その生命体にとって必要なものを必要なだけ保持し、その時その生命体にとって不要なものは排出する（できる）ことによって、生命体は生きつづけられるのであり、この〝選別〟のはたらきがなくなって、必要なものが生命体から流れでていったり、不要なものがたまったりしたのでは、生命体は死んでしまいます。

このように、腎臓をもたない生命体にあっても、選別というはたらきは必ず存在しているのであり、これなしに生命体は生きられないという重要なはたらきなのです。

腎臓も魚類になってから独立

【編集部】　それで、生命体の進化の歴史にあって、魚類においてなぜ、選別の機能を専門にもった腎臓が独立器官として形成されたか、あるいは形成されなければならなかったのか……ということですね？——

【瀬江】　そうです。それがわかるためには、〝生命の歴史〟において「魚類の誕生がそもそもどのようなものであったか」がわからなければなりません。

魚類の誕生は、生命の歴史において、一大転換期でした。すなわち、魚類以前の生命体を〝下等動物〟と呼び、魚類以降の生命体を〝高等動物〟と呼べるほどに、量質転化的な進化がおこったのです。

これは、私たち人間に備わっている器官が、魚類においてほぼ出揃っていることをみれば納得していただけるでしょう。

【薄井】　脊椎動物の出現ですからね。どうして骨ができたか、なぜそんな変化が生じたのかは興味をひきますね。

【瀬江】　では、なぜこのような革命的ともいえる進化がおこったのかを、まずは理論的に説いていきましょう。それは、外部環境すなわち地球の激変によるものです。

地球の激変による革命的進化

一般的に生命体の進化というものは、生命体を産んだ地球との相互浸透によるものであり、地球の変化に基づかない生命体の進化はありません。つまり進化というものは、生命体独自の運動の結果ではなく、生命体を大きく支えてくれる代謝そのものの変化過程の流れのなかで、他律的・自律的におきたものだと理解していただくとよいと思います。したがって、地球自体がいわば年齢を重ね、思春期、青春期を過ぎて、壮年期となって、すっかり落ち着いてしまった現在では、もはや生命体の進化もないのであり、あるのはせいぜい変種の誕生でしかありません。

【編集部】　そうですか。「生物の歴史は進化の歴史である」としばしば聞かされているのに、私たちの身近で何らかの進化の現象があったという話は、ついぞ耳にしたことがありませんので、不思議に思っておりましたが、今や地球はすっかり安定期に入ったので、生物たちには進化の必要性がなくなったということですか……。――

【薄井】　若者たちの体力の低下を劣化とみるか進化とみるかという議論がありましたけれども、生命の歴史からみて進化はありえないとなると、使わないことによる衰えとみることができますね。

【編集部】　それにしましても、その魚類が発生した時期の〝地球の激変〟ということが気になるのですが、ごく大ざっぱにいいまして、どのような激変があったのでしょうか？――

魚類発生時の地球の激変とは

【瀬江】　最初にもどって、ではどうしてこの革命的ともいえる進化となったのか、ならざるをえなかったのかを、魚類の誕生に的をしぼって説明してみましょう。

端的にいいますなら、当時の生命体（クラゲ類）にとって適応できていた外部環境が、ただならない変化をおこしはじめたからです。つまりは、地球上に大激変が生じはじめたため、それに対応する必要が生じたためです。

では、「どうして、地球上に変化がおき、どうして生命体はその変化に対応しなければならないのでしょうか」との疑問があると思われます。簡単に答えますと、次のようなことです。

一般的にいいますと、地球は太陽系のひとつの惑星です。太陽系が誕生した頃の地球は、熱い熱い物体でした。この熱さは今の太陽と同じくらいだったと思ってください。この熱さのレベルから、地球の表面は、何十億年もの年月を経て、少しずつ冷めていきました。そして、三〇数億年前に、ようやく今より少し熱い状態を保つ月日が偶然にもてました。

これには、地球の惑星である月の光と熱が関係しています。もちろんこの月の熱は、今よりも、もっともっと高かったのです。

この太陽と地球と月のお互いの光と熱と地熱（地球のです）のかかわりで、今よりも、もっともっと暑い状態（外部環境）を保つ流れのなかで、地上の化学変化状態が、生命化学変化状態（生命化学現象状態）へと、ほんとうに偶然のできごととして生成したものが、生命体の誕生となってしまったのです。

それだけに、そんな条件で誕生した（させられた）生命体は、自分たちが誕生した条件（外部環境）によってでしか生存できないのです。

ところが、地球上の外部環境は、しだいしだいに、気候状態だけをみても、つまり暑さ寒さを考えただけでもわかるように、変化一途の過程を辿ります。当然に生命体は、そのままの生命体の状態では死滅（生命化学現象状態から化学現象状態へと変化）することになってしまいます。

そこで生命体は、自らの死滅から逃れるために、生命化学現象状態を保たなければならないわけですが、外部環境が変化するために、それに対応できるように保たなければなりません。

これは簡単なことではありません。外界が変わるのに、生命体としては変わってはならない！のですから。そこで生命体は、自らが変わらないように変わることを成しとげていくのです。

これが進化です。つまり進化とは、生命体の本質である生命化学現象状態を変えることなく、外部環境（外界）の変化に対応できるように、生命体が変わりながら、変わらないことをいうのです（ここで、キャノンの『からだの知恵』を思いだされた方はすごい！です）。

端的には、生命体の外形や内部の構造は変えながらも、絶対に、生命化学現象状態という代謝の本質は変えなかった！ということです。

さて、ここで魚類の登場です。

魚類は、外部環境（外界）が、それまでの水の都である湖レベルの場所から、しだいしだいに、そのままの大いさを保ちながら、流れはじめていくところに誕生することになるのです。

それまでの静かでおだやかだった湖としての外界が、結果的に、たんに運動というレベルで表現したのではあまりにもウソのように思えるほどの激しい動き、つまり大河の流れが、なおもうねって連なっていくレベルの、大海の大海流へと変化したのです。

これに対応するように、生命体は、外形(一)と内部構造(二)を変えながら、なお生命化学現象状態(三)を保つべく、(一)と(二)と(三)とを、体系的、構造的に区別しながら、連関させ、また連関させながら区別していくという身体をもつことになったのです。これが魚類です。

簡単に、区別からいいますと、筋肉と骨と内臓となります。これらが連関するのですし、連関させながら区別されるのです。ですが、これらはこのままでは、区別されませんし、無理に区別したにしても、連関できません。

そのためには、これらを、区別させ、連関させ、体系化するものが必要となります。これが脳の誕生なのです。ですから、誕生の経緯からみても、脳は中枢というより、統括の器官なのです。

あまりに長くお話ししてきましたので、これまでのことを、別の言葉でまとめてみましょう。

一般的にいえば、魚類が誕生した頃は、地球自体が大きく変化し（させられ）て、しだいしだいに生命体が生存できていたそれまでの地球ではなくなっていったということですが、わかりやすくは、たとえば陸と海が分かれはじめて、生命体は独自の運動を強いられることとなったということです。さらに陸には山ができ、せせらぎが川となって流れ、水の存在形式も湖レベルから海レベルへと変化し、その海でも海流と呼べる大きな流れが始まって、それが地球全体としての激変を生んだといえるでしょう。だからこそあれだけ激しく泳ぐ魚の誕生があったのです。

少し論理的にいうならば、魚類以前の生命体、すなわち単細胞生物からカイメン、クラゲの時代までは、いってみれば湖は存在していてもいわゆる海、つまり黒潮とかの巨大な流れ＝海流をもった海は存在していなかったといえます。

この頃になって、急激に海流といえるほどの流れをもった巨大湖である、たとえば太平洋、大西洋、インド洋レベルの海の誕生を地球がもつことにより、生命体はそのなかでの生活のために、泳ぐ実力をもったものに進化せざるをえなかったのだということです。

【編集部】　わかりました。――

なぜ腎臓は独立器官となったか

【瀬江】　その辺の詳しいことについてここでお話しする余裕はありませんが、とにかく魚類においてあれだけ著しく進化をしたのは、地球にそれを促す激変があったということであり、魚類は、その激変した外部環境に適応して生きるために、あれだけの構造が必要となったのです。

その構造とは、さきほどお話ししたように、大きくは《運動器官》と《代謝器官》、そしてそれを統括する《統括器官》であり、今ここで問題となっているのは、代謝器官のひとつである腎臓です。すなわち、問題は、そのような進化の段階にある魚類において、なぜ腎臓が〝選別を専門とする器官〟として形成されたのか、形成されなければならなかったのか……でした。

端的にいえば、魚類においては、選別を専門とする器官が必要なほどに、選別そのものが高度になったということです。すなわち、必要なものと不要なものとを、常にその時々に応じて選別し、保持あるいは排泄しつづけていないと、内部環境を、ひとつひとつの細胞が生きられる条件に維持することができなくなったのです。

それがなぜかは、第一節の「人間にとって内部環境とは何か」のところでもお話ししましたが、ひとつは、とりいれる外部環境が内部環境と大きく乖離してきたからであり、もうひとつは、それが、生命体が運動しなければならない環境となったからです。つまり、それまでの生命体と大きくちがってきたのは、地球から相対的に独立した運動をしなければならなくなったということです。

その魚類の運動自体は生命体としては新たな構造をもつことになったのであり、それほどに地球が、そして生命体がそれぞれに大きく変化するほかなかったということです。

そもそも、生命体は地球そのものから誕生し、地球と相互浸透することによって発展してきたのですが、発展するにしたがって、外部環境である地球とは相対的に独立した固有の内部環境をつくりあげ、維持してきました。

合理的な構造変化をとげた生命体

これは「生命の歴史」を概観すれば、生命体にとっての外部環境が、水から空気へと大きく変化するなかで、生命体が独自の内部環境をつくり維持している事実をみれば納得していただけるでしょう。

【薄井】現在、地球上に存在する生命体は、環境の変化のなかで合理的な構造変化をとげてきたという視点をもつことですね。それまでの環境に適応してきたありかたとの変化がみえてくると楽しいですね。

【瀬江】そうですね。その激変した地球の構造に対応しながら適応していく必要性から、生命体はあらたな運動体へと激変したわけですが、その激変の中身を少し運動に即していいますと、運動のためには何よりも筋肉の誕生が必要でした。

しかし、筋肉はそれ自体としては運動したらおしまいです。つまり筋肉が運動のために変化しっぱなしになってしまいます。それを避けるには、変化の限界を厳しく抑えるものが必要となります。文字どおりのバック・ボーンである骨の誕生です。しかもこの骨と筋肉とがうまく統合される必要が当然にでてきます。

このために誕生させられたのが統括器官である脳だったと理解してください。

以上をふまえていただくと少しはおわかりになると思いますが、腎臓を含むところの内臓全体の誕生も、筋肉や骨の誕生と軌を一にするものです。つまり、運動体の誕生は当然に独立した代謝体の誕生をともなう必要があります。

運動と代謝の構造的な分化とそれらの統括

生命体はもともと、ひとつで代謝をしていたわけです。それが運動を専門に担う部分が分化すれば、残りは代謝を担う部分となる必然性はおわかりでしょう。そして、この運動と代謝の構造的な分化は、これまた当然にそれらの統括を必要とするものです。これを担うのが、さきにあげた脳なのです。さて内臓一般のお話はこれくらいにしまして肝腎の腎臓です。

魚類の誕生においても、内部環境と外部環境との乖離が腎臓の形成に大きくかかわったといえると思います。そのひとつの証拠に、現在生きている生命体の体液浸透圧をみてみますと、海に棲んでいる下等動物はほとんど海水の浸透圧に等しいにもかかわらず、魚類は、海に棲んでいるものも淡水に棲んでいるものも、淡水よりは高いけれども海水よりは低いという浸透圧になっています。

これはすなわち、外部環境から水分をとりいれれば必ず内部環境が変化させられることを意味するのであり、したがって、常に必要なものと不要なものとを、しっかりと選別し、保持あるいは排泄しつづける腎臓の形成が必要だったのです。

【編集部】　そうですか。それで理解できるのですが、タイだとかマグロだとか、海の魚のお刺身には塩味がほとんどありませんね。海のなかで海水を飲んで暮らしているのだから、その肉は塩分をたっぷり含んでいてもよさそうなものだが……と、つねづね不思議に思っておりました。それに比べると、ホヤだとかナマコなどは、生で食べると塩分と潮の香が感じられますね。すると、魚類は海水を飲みながらも、その塩分の大部分は排泄しているのでしょうか？　それも腎臓をとおして……？――

魚類における腎臓のはたらき

【瀬江】　そうです。タイやマグロなどの海に棲む魚は、海水を飲んでその塩分の大部分を排出しています。それは体液の浸透圧よりも、入ってくる海水の浸透圧が高いのですから、塩分を排出しなければ、体液浸透圧を保てないからです。

しかし魚のばあい塩分の排出は、腎臓だけで行なわれるわけではありません。まずエラによって多くの塩分が排出され、あとはその時の必要性に応じて腎臓で選別され、不要な分は尿として排泄されるのです。

それに対して、コイやフナなど淡水に棲む魚は、体液浸透圧より低い淡水が入ってくるのですから、エラではできるだけ塩分を吸収し、腎臓でも塩分を極力再吸収して、うすい尿を多量に排泄するしくみになっています。
いずれにしろ、両者ともに内部環境とは異なった外部環境をとりいれながら、内部環境を維持しつづけているわけです。

【薄井】　そうしなければ細胞のつくりかえを維持できないということですね。

【編集部】　わかりました。おつづけください。──

【瀬江】　もちろん腎臓の必要性は、これだけにとどまりません。
魚類においては、その丈夫な顎でエサとしての生命体を丸ごと捕らえて呑みこみ、それを消化・吸収するわけですから、エサに含まれているさまざまな成分が、その時々の必要性にぴったり一致して内部環境に入ってくるわけではありません。それで、その時々の必要性に応じた選別のはたらきが必要となるのです。

【編集部】　つまり、体内に入ってくる物質の選別ですね。──

代謝産物を選別して排泄する

【瀬江】　そうです。さらに魚類は、それまでの生命体とは格段にちがう力強い泳ぎをしますので、その激しい運動を支える代謝も複雑で活発になりますし、その結果としての代謝産物も質的・量的に増加しますので、不要な分を選別して排泄するはたらきが必要となってきます。

【編集部】　つまり、運動が複雑で激しくなったから代謝も複雑で忙しくなり、体内で発生する廃棄物の種類も量も多くなった……ということでしょうか？——

【瀬江】　そうです。このような必要性において、魚類で、選別を専門に担う腎臓が、独立器官として形成されたわけです。

そして、それ以降、魚類が両生類、哺乳類と進化するにしたがって、腎臓もそれぞれの必要性に応じて発達するわけですが、「内部環境にとって必要なものと不要なものとを選別し、その結果、必要なものは保持し、不要なものを尿として排泄する」という腎臓の機能の一般性は、どのような高等動物にも貫かれているのであり、人間においても例外ではありません。

【編集部】　一般性は人間においても貫かれている……ということは、反対にいえば、人間の腎臓には人間の特殊性もあるということですね？——

【瀬江】　そのとおりです。では、腎臓における人間の特殊性とは何でしょうか。それは端的には、「認識が媒介的に腎臓のはたらきを統括する」ということです。つまり、人間のばあい、〝認識〟によって腎臓のはたらきが左右されるということであり、その結果、腎臓に多大な負担がかかることがある、ということです。

腎臓における人間の特殊性

【編集部】　肝臓のばあいと、まったく同じことがいえるわけですね。——

【瀬江】　そうです。肝臓のばあいと同じで、サルまでの高等動物のばあいも、その時々の必要性にぴたりと一致したエサを摂取するわけではなく、エサを追いかける急激な運動によって代謝産物が増えたりすることもあり、それが〝選別〟という腎臓のはたらきを必要とするわけですが、サルまでのばあい、それら運動や代謝はすべて〝本能〟によって統括されていますので、通常その選別は腎臓の生理的な能力を超えることはありません。

【編集部】 そもそも魚類以降の高等動物は、肝臓や腎臓をはじめとする内臓器官を発達させたから、行動や運動の自由が大きく開かれたけれども、その行動や運動が内臓機能の限度を超えて、それを痛めつけるまでに酷使することはない……、そのように本能が制御しているということですね。——

認識が媒介的に腎臓のはたらきを統括する

【瀬江】 そうです。ところが人間のばあい、本能ではなく〝認識〟が、脳の神経的統括を媒介として統括するのであり、その認識は、個性的（つまり自分勝手的）に形成されますので、腎臓の選別機能に多大な負担を強いることもあるわけです。

【薄井】 より厳密にいえば、人間の認識は生後の生活過程のなかで形成されてくるものですから、時代性や地域性や家族性の枠のなかで個性的に形成されるのですよね。

【編集部】 だいたいわかりますが、少し具体的に説明してください。——

【瀬江】 そうですね。具体的に考えればすぐにおわかりいただけるでしょう。たとえば、夏の暑い日にビールをジョッキに何杯も飲んだり、漬物が好きだからといって一度に一鉢も食べたり、ケーキを満腹するまで食べたり、ビフテキを二〇〇グラムも食べたり……と、こうしたことはすべて、内部環境にその時必要でないものを増加させることになり、それらを選別する腎臓を過度にはたらかせることになります。

また逆に、炎天下でマラソンをしながら水分補給をしなかったりすれば、内部環境に必要なものが不足し、これも腎臓の選別機能に負担をかけることになります。

【編集部】　ちょっとうかがいますが、そのビールやケーキや漬物やマラソンのばあい、具体的には、どのように腎臓の負担になるんでしょうか？――

【瀬江】　それらのきちんとした説明は、あとでお話しするほうがよいと思います。といいますのは、腎臓の糸球体や尿細管での濾過や再吸収のしくみを理解していただかないと難しいからです。まあ、一般的に簡単にいえば、腎臓が通常以上に大量に濾過したり、再吸収したりしなければならなくなって、とてもとてもくたびれてしまうということです。

たとえば、ケーキを一度にたくさん食べますと、グルコースが腸から大量に吸収され肝臓に運ばれます。そして肝臓でグルコースをグリコーゲンにかえて貯蔵するはたらきが追いつかなくなると、一時的に血液中のグルコース濃度（血糖値）が上がります。

その血液が腎臓に流れていきますと、血糖値に比例して糸球体で濾過されるグルコース量が増えますが、濾過されたグルコースはある限界までは必要なものとして尿細管ですべて再吸収されます。

ついでにいえば、その限界を超えた時に、再吸収されなかった糖が尿にでてきて糖尿と呼ばれることになるのです。

いずれにしろ、尿細管でグルコースが再吸収される過程でエネルギーが費やされるので、腎臓にはたいへんな負担となり、とても疲れてしまうのです。

腎臓もくたびれたとはいわない

【薄井】　そして問題なのは、腎臓もけっして「くたびれた」とはいってくれないということですね。そして結果として、脂質に変えて蓄えますから体重が増え、その重みを背負う心臓や膝も疲れることになる……。

【編集部】　わかりました。——

【瀬江】　さらに、このような腎臓への負担が積み重なっていくことが、〝腎臓病への道〟になってしまうのです。そして、腎臓病になってしまったばあいには、摂取する水分量や塩分量や蛋白質量などが、その人が必要とする量にできるだけ近づくように制限され、運動も制限されて、腎臓の選別のはたらきを最小限に抑えようとする治療がなされます。

【編集部】　そうですか。認識によって腎臓が壊されて腎臓病になる……と、そして、腎臓病になってしまったら、今度は、認識が腎臓に成りかわって、体内にとりいれるものをあらかじめ選別してやって、腎臓をしばらく休めてやる……と、それが腎臓病のための食事制限ですか。たんなる食事制限というよりは、食事選別をともなう制限なのですね。——

【瀬江】　まあ、そうです。それはともかく、このように、人間のばあいは、認識が生理構造を統括するからこそ、〝病気への道〟が存在するのであり、〝病気への道〟を歩まないためには、「人間にとって、どうすることが健康でいられるのか」という、健康観を、一般的に、また具体的に、しっかりともっていただきたいということです。

沈黙の臓器たちのはたらきを知る

【薄井】　健康の法則＝看護の法則とナイチンゲールがいっている言葉の意味は、沈黙の臓器たちのはたらきを知ると、具体的に自分の身体を通して、どういう生活のしかたが健康的な生活なのかということが得心できて、看護するポイント、つまり生活調整のポイントがはっきりするということだと思います。

【編集部】　わかりました。つづいて、人間の腎臓のしくみについて、お話をうかがってまいりたいと思います。——

二、人間の腎臓の構造

【編集部】　それでは、腎臓の構造ということでお願いいたします。——

腎臓の位置

【瀬江】　まず、腎臓が、人間の身体全体のなかで、どのような位置関係にあるかといいますと、腎臓は後腹部の脊柱の両側にある一対の器官で、それぞれが握りこぶし大の、ソラ豆のようなかたちをし、その凹面を内側に向けています。（図版書・九〇頁参照）

【編集部】　これはもう、おなじみのかたちですね。それで、腎臓は、他の臓器とどのように連絡しあっているんでしょうか？——

【瀬江】　その凹んだ部分は「腎門」と呼ばれますが、この腎門から、「腎動脈」と「腎静脈」と「尿管」の三本の管と、そして腎神経とが出入りしています。腎動脈は腹部大動脈からの枝であり、腎静脈は直接下大静脈に注ぎますが、この動脈および静脈が、腎臓の大きさに比してきわめて太いことに注目していただきたいと思います。これが腎臓の果たしている役割を如実に示しているといえるからです。これについてはのちほどお話しすることにします。

腎神経は腎臓を支配する神経ですが、主として交感神経からなっています。尿管は腎盂から膀胱へとつながる管であり、腎臓で生成された尿を流す構造となっています。

【編集部】　つまり、一方では、太い動脈と太い静脈とで心臓につながっているわけですが、これはもうほとんど心臓に直結しているようなものですね。そして、もう一方では、尿管をとおして膀胱につながっているわけですね。——

【瀬江】　そうです。それで、このように腎臓は周囲の器官とつながっているのですが、次にその内部構造をみてみましょう。

腎臓の内部構造

腎臓を縦にふたつに割ってみますと、《腎実質》と中心部の《腎盂》がみえますが、腎実質は表層部と内部と色が異なって二層に分かれており、これは構成している要素が異なっていることを示しています。その表層部を《皮質》、内部を《髄質》と呼んでいます。

そしてさらに、この腎実質を拡大してみますと、腎実質は《ネフロン》と呼ばれる構造上のひとつの単位が一側の腎臓に、一〇〇万から二〇〇万集合していることがわかります。

【編集部】　図版書でみますと、ネフロンは、血管と尿管が複雑にからみあった細長い束であり、それが腎臓の中心部に向かって放射状に並んでいるわけですね。――

【瀬江】　そうです。そして、このネフロンは、一個の《腎小体》と、それにつづく一本の《尿細管》とからなっています。

腎臓のはたらきは身体にとって必要なものと不要なものとを選別することであり、そのために血液をいったん濾過し、そのなかから必要なものは再吸収し、不要なものは排泄するのですが、濾過するのが腎小体、再吸収および排泄するのが尿細管の役目です。

腎小体で濾過
尿細管で再吸収・排泄

まず《腎小体》をみてみますと、それは毛細血管の固まりである《糸球体》と、それをとり囲む袋である《ボウマン嚢《のう》》とからなります。

糸球体は腎動脈の枝がボウマン嚢に入りこんで網状の毛細血管構造になったもので、ボウマン嚢に入る部分を《輸入細動脈》、毛細血管から再び動脈血管となり、でていく部分を《輸出細動脈》と呼びます。

【編集部】　そのボウマン嚢の「嚢」というのは袋の意味の昔の言葉ですね。……それから、ふつう動脈の枝が毛細血管までできますと、そのさきは静脈になるようですが、腎臓の糸球体のばあいは、ボウマン嚢のなかで動脈が毛糸がからんだような毛細血管（糸球体）になって、再びまとめられてでてきた時も動脈なんですね。――

【薄井】　この構造は、腎臓病患者の対象特性を押さえる時、すぐイメージがでてくるように理解しておいていただきたいところです。

【編集部】　つまり、ボウマン嚢のなかでは、酸素と二酸化炭素および栄養素と老廃物となどの交換といいますか、その受けわたしはしない、ということでしょうか？――

【瀬江】　そのとおりですが、これについてはすぐあとで説明します。

【編集部】　わかりました。――

【瀬江】　腎臓に流れてきた血液はその成分を、糸球体から、糸球体の受け皿ともいうべきボウマン嚢に濾しとられますが、濾しとられた濾液はボウマン嚢から、それにつづく《尿細管》に入ります。

尿細管は、《近位尿細管》《ヘンレ係蹄》《遠位尿細管》に分けられます。近位尿細管は皮質部分を曲がりくねって走ったあと、まっすぐに髄質内に入りヘンレ係蹄に移行、ヘンレ係蹄はまっすぐ下行し、ある地点でヘアピン状に折れ返って、今度は上行しふたたび皮質内に入って遠位尿細管となります。

そして、糸球体からボウマン嚢に濾過され、「近位尿細管→ヘンレ係蹄→遠位尿細管」と流れてきた濾液は、そのあと《集合管》に集められ、ふたたび髄質内を下がって、杯のようなかたちをした《腎杯》の乳頭部分から流れでます。

そして、腎杯から広い《腎盂》へ、さらに腎盂から《尿管》へと押しだされ、尿管の蠕動運動によって《膀胱》へと流されます。

【編集部】 尿細管といいますのは、ずいぶんクルクルクネクネと、縺《もつ》れたり折れ曲がったりするんですね。そして名前は尿細管ですが、遠位尿細管をでるまでは、なかを流れる液体は〝尿〟とはいえないんですね。尿細管でなく濾液細管ですね（笑）……。——

【瀬江】 そうですね。それで、ここでもう一度、さきほどの質問に答える意味でも、腎臓における血管系に注目してみましょう。

腎臓における血管系の特殊性

腎臓の血管には他の器官にはみられない特殊性があるのであり、その点にこそ腎臓の機能の特徴があるのです。それは腎臓内で《毛細血管構造》を二度つくるということです。

最初の毛細血管構造はさきほどお話しした糸球体です。この毛細血管はふたたび動脈血管となって走行し、尿細管や集合管の周囲で、二度目の毛細血管構造をつくり、今度は静脈へと移行します。最初の毛細血管構造は血液成分を濾過するためのものであり、二度目のものは尿細管などで再吸収されたものや排泄するものを運搬するためと、尿細管などに酸素や栄養素を送りこみ、老廃物を運び去るためのものです。

こうしてみると、二度目の毛細血管構造は、どのような器官にも共通の構造、すなわち動脈と静脈の間に介在し、物質の受けわたしを行なう構造をもっていますが、一度目の毛細血管構造は腎臓に特有であり、これが腎臓の機能を特徴づけています。

すなわち腎臓は、血液成分を、循環系からいったん抜きとり、尿細管というバイパスを通すことによって、必要なものと不要なものを選別し、必要なものだけを循環系に返してやるという、いわば全身循環の関所のような役割を果たしているのです。腎血管が、腎臓の大きさに比してきわめて太いことも、これでうなずけると思います。

【薄井】　腎臓の血管の構造の特殊性や腎血流量の多さや血液内容の調整力などからみて、腎臓を循環系としてとらえなければならないという指摘をずいぶん前からしてきたのですが、尿をつくる臓器という一見わかりやすい説明が入っているので、見かたを変えるのは容易なことではありませんでした。

【編集部】　たいへんよくわかりました。——

【瀬江】　以上が腎臓の構造ですが、次にこのような構造が変化した状態、つまり腎臓の病気といわれる状態について、少し触れておきましょう。腎臓の機能が障害される、腎臓の構造の変化は、「糸球体の変化」と「尿細管の変化」とに分けてみることができます。

糸球体の変化と尿細管の変化

まず、糸球体は毛細血管構造をもっていますが、この部位に炎症がおきたばあいは、血尿がでたり、濾過率が低下して乏尿状態におちいったりします。これは《糸球体腎炎》と呼ばれますが、この炎症により、糸球体がその構造を失って糸球体としての濾過機能がまったくなくなり、この変化が糸球体全体の七〇％にもおよびますと、腎臓はその機能を果たすことができなくなってしまいます。

尿細管周囲の毛細血管にも同様の炎症が生じたばあい、これは《間質性腎炎》と呼ばれますが、この状態がつづきますと尿細管内腔の狭窄などがおこり、尿細管の選別機能が障害されます。

このような炎症性変化は、溶連菌などによる扁桃腺炎などにひきつづいておこることが多く、人間の身体に侵入した異物に対する身体の側の反応の結果生じたもの、すなわち溶連菌抗原とそれに対する抗体による免疫複合体によって糸球体が障害されたものであるといわれていますが、詳細はまだ不明です。

【編集部】　喉の感染症が腎臓に大きな影響をおよぼすと聞いておりますし、腎臓に病気のあるときはウガイが良いとも聞いておりまして、なぜ喉と腎臓とにそのような関係があるのか、不思議に思っていましたが、その因果関係はまだわからないわけですか。――

【薄井】　鼻と喉には扁桃リンパ輪があって、白血球をつくり、ウイルスや細菌の侵入を阻止しているはずなのに、そのはたらきがうまくいかず感染症が発生するわけですね。

体調がくずれていたり、不調を意識しながら無理をしてしまうと、どうも白血球自体がウイルスや細菌をかかえこむかたちになるらしいのです。すると、正常な白血球ではなくなるので、正常な白血球によって攻撃されてしまうということです。自己免疫疾患は、自己と非自己の区別ができなくなることに起因するといわれるのですが、私は健康な細胞の変化がさきであるはずだと考えます。

そうすると、なぜ変化したのかのカギが生活のしかたのなかにある、となって、細胞を健康的につくりかえる生活調整によって症状を軽減できるはずだという仮説が立って、取り組むことができます。これが看護の視点なのですが、医学的にはまだ解かれていませんね。

【瀬江】　そうですね。その辺のメカニズムの詳細までは、まだ不明と……。

さらにまた、腎臓の感染症としては、尿管からの細菌の侵入による炎症が腎盂から腎組織に波及することがあり、これは《腎盂腎炎》と呼ばれています。

この状態が慢性化すると、ついに尿細管にまで変化をおよぼし、その機能を低下させてしまいます。このような細菌感染は、《尿路結石》や《前立腺肥大》など、尿の流れをさまたげ、尿のうっ滞をおこす原因がある時におこりやすいものです。

また急激に腎機能が低下する状態は《急性腎不全》といいますが、これは外傷性出血やショックなどにより、腎臓に流れこむ血液が急激に低下し、虚血状態に弱い尿細管が破壊されたものです。このような急激な尿細管破壊は水銀などの中毒によってもおこりますが、これは毒物が尿細管を流れる際の直接刺激による障害です。

いずれにしても急激な尿細管の障害は、乏尿となりその回復過程で利尿状態となりますが、それに対応した治療を充分に行なえば、尿細管構造は再生しその機能も回復してきます。

【編集部】　腎臓の病気ということになりますと、身体全体の細胞の内部環境が乱れるということですから、これは全身にいろいろな症状がでてくると思いますが、そこらあたりはどうなっているのでしょうか?――

【瀬江】　それについては、次の「人間の腎臓のはたらき」の項の最後に、まとめてお話しすることにしましょう。

【編集部】　わかりました。――

三、人間の腎臓のはたらき

【編集部】　それでは「腎臓のはたらき」ということでお願いいたします。さきほどの項でのお話では、腎臓はたんなる〝排泄器官〟ではなく、〝選別器官〟であるということでしたが、まず、その意味といったあたりから、もうすこし詳しくお話しください。――

腎臓の選別機能

【瀬江】　そうですね……。もう何回もお話ししましたように、人間にとって腎臓は「必要なものを保持し、不要なものは排泄する」という選別機能を担って、全体としてのバランスを保持する機能を営んでいる器官であり、たんに〝排泄器官〟であるとしている現代生理学の腎臓の位置づけは正しくないといわなければなりません。

もし腎臓を単純に、排泄器官ととらえたばあいには、まず次のような疑問が生じるはずです。それは、糸球体で濾過される量は一日に一五〇リットルであるのに対して、尿として排泄される量は一日わずか一・五リットルであるということです。腎臓が排泄を目的とした器官であるならば、なぜ一・五リットルの排泄のために一五〇リットルも濾過するのでしょうか。

これは人間の身体の合理性に反します。もちろん、これは水分の量だけの問題ではなく、尿中に排泄される他の物質についてもいえることです。つまり、糸球体において濾しとられた物質のうちで尿中に排泄される物質の量は、そのごく一部にしかすぎません。
たとえば、グルコースやアミノ酸はいったん糸球体から濾過されますが、そのほとんどがすぐに再吸収されて尿中にでることはありませんし、ナトリウムも濾過されたうち九〇％は確実に再吸収されます。このような事実を直視するならば、腎臓をたんに〃排泄器官〃と解釈すること自体がまちがいであり、腎臓のはたらきは、排泄というその〃結果〃ではなく、そこに至る〃過程〃こそが重要なのだとみえてくるのです。

排泄に至る過程が重要

【編集部】現代生理学では、糸球体での濾過のはたらきと、結果的に尿がつくられるということに注意がひかれすぎて、いちばん重要なはたらきである尿細管での再吸収というところがみおとされてきたからでしょうか？——

【瀬江】そうなのでしょうね。

【編集部】それから、腎臓へ流れこむ血液の量は、一分間に〇・八〜一・〇リットルだそうですから、一日に約一、三〇〇リットル、つまり家庭用風呂桶で三杯半ほどにもなりますね。その一、三〇〇リットルのうち一五〇リットルを濾過して、さらにそのうちの一・五リットルを尿として排泄するわけですね。——

【瀬江】そういうことになります。

【編集部】さらに、腎臓への血液循環の配分量は二三・三％だそうで、つまり心臓から押しだされる血液のうち約四分の一は、ほとんど直接に腎臓に流れこむのですね。肝臓への血液循環の配分量は二七・八％だそうですから、驚くべきことに、肝臓と腎臓とを合わせますと、心臓からでた血液のうち、実にその半分はこのふたつの臓器に流れこんでいることになります。にわかに信じられない量ですが、実際にそうなんでしょうか？――

【瀬江】　そうなのです。ただしこの比率は安静時のものです。運動時には全体の血液循環量も増えますが、その圧倒的に多くの量が、骨格筋に流れますから、腎臓に流れる血液量の比率はもちろん、絶対量も減ります。

しかし、安静時にこれだけ多くの血液が、肝臓と腎臓に流れこむことからみても、内部環境を維持するはたらきが、どれほどたいへんで重要であるかわかると思います。

腎臓の激しい活動

【編集部】　それから、肝臓は一、二〇〇グラムもある大きな臓器ですが、腎臓は両方を合わせても、せいぜい二五〇グラムくらいの小さな臓器ですね。そこへ心臓からの血液の約四分の一、一分間に約一リットルもの血液がなだれこむわけですから、これはもう激流といってよいでしょうね。しかも、一分間約一リットルのうちで濾過されるのは〇・一リットルですから、残りの〇・九リットルは腎臓の細胞の維持と活動とに使われることになると考えてよろしいでしょうか？　そうしますと、この小さくて可愛らしい臓器は、これはもう想像を絶する激しい労働をしていることになりますが……？――

【瀬江】　そうですね。たしかに臓器の大きさはいろいろですから、たんに流れこむ血液量だけではなく、臓器一〇〇グラムあたりの血液量を比較してみるとよくわかります。
腎臓の一〇〇グラムあたり一分間の血流量は四二〇ミリリットルで、二番目に多い心臓一〇〇グラムあたり一分間の血流量が八四ミリリットルですから、これはもう腎臓が他の臓器に比べて圧倒的に多いのです。

小さな臓器の大きな役割

つまり、小さな臓器で、常に血液成分を選別し血液を一定に保つという重要な役割を精力的に果たしていることがわかるでしょう。
また、臓器一〇〇グラムあたりの酸素消費量を比較してみますと、腎臓は一分間に六・〇ミリリットルで、心臓の九・七ミリリットルに次いで二番目です。あの激しいポンプ作用を常にくりかえしている心臓に次いで二番目なのですから、腎臓の活動の激しさもわかっていただけると思います。

【編集部】　そうですか。それは、肝臓の細胞の維持と活動についても同じようなことがいえるんでしょうか？――

【瀬江】　肝臓と腎臓では少しちがいます。
さきほどの臓器一〇〇グラムあたり一分間の血流量は、肝臓では五七・七ミリリットルで三番目で、四番目の脳の五三・六ミリリットルとほぼ同じです。

また臓器一〇〇グラムあたりの酸素消費量は、一分間に二・〇ミリリットルで、脳の三・三ミリリットルに次いで四番目です。

ただし、全身酸素消費量に対する肝臓全体としての酸素消費量の割合は、安静時で二〇・四％と、臓器のなかで最大となっています。

したがって、腎臓が小さな臓器でいわば過激にはたらいているのに対して、肝臓は大きな臓器でゆったりとはたらいているといえるかもしれません。

いずれにしろ「肝腎」といわれるほどのものですから、この両者で、内部環境の維持という重要な役割を果たしているのだと理解していただきたいものです。

肝腎にやさしく

【薄井】　肝腎にやさしく、というとすぐ「安静」がでてくるのも、血液の循環によって仕事をするからですね。そして、そのはたらきの良否が全身の細胞のつくりかえにすぐ影響することになりますので、日々の運動―休息のバランスに留意することが、健康の法則の大きな柱になるのです。
【編集部】　わかりました。本論をおつづけください。――
【瀬江】　それでは、さきほどお話ししたような事実から導きだされた、「必要な物質と不要な物質を選別しながら全体的なバランスに寄与している」という腎臓のはたらきの過程をみていくことにしましょう。

この腎臓の選別機能の過程は、大きく「①濾過過程」「②再吸収・排泄過程」のふたつの過程に分けられます。

腎臓の濾過過程

まず「濾過過程」をみてみましょう。腎臓に流れこんできた血液は、糸球体の毛細血管構造の網目から、必要なものも不要なものも無差別に、ザルの目からこぼれおちるように濾しとられます。ただし、ザルの目より大きい構造体である蛋白質や血球成分は濾しとられずに血液中に残ります。

このように、ある一定の大きさ以下のものがすべて無差別に濾しとられた濾過液はボウマン嚢に入り、そこから尿細管へと流れだしていきます。

腎臓の再吸収・排泄過程

それで、次に「再吸収・排泄過程」をみてみますと、濾過液は「近位尿細管→ヘンレ係蹄→遠位尿細管→集合管」と流れていくなかで、再吸収・排泄が行なわれますが、この過程もふたつに分けることができます。それは、前半部における必要な物質の「大まかな再吸収」と、後半部における「その時々の状況に応じて調節される再吸収と排泄」です。後半部の遠位尿細管と集合管にはたらいて、再吸収と排泄の調節を行なっているのは《アルドステロン》と《抗利尿ホルモン》と呼ばれる二種類のホルモンです。

このように大量に濾過された成分は、まず必要量がごっそりと再吸収され、残りをその時々の必要性に応じて再吸収あるいは排泄するという二段構えの方法で選別され、結果として身体に必要なものだけが保持され、必要でないものは尿として排泄されることになります。

【編集部】　なるほど、そうですか。つまり糸球体での濾過はきわめて機械的といいますか、いわば杓子定規に行なわれ、また、尿細管前半での再吸収もいわば大ざっぱである……と。それに対して尿細管後半での再吸収は、きわめて慎重といいますか微妙といいますか、その時々の身体全体の状況を読みとりながら注意深く行なわれるわけですね。やはり、腎臓のいちばん微妙なはたらきは、尿細管後半での再吸収であり、その時々の成分をどのくらい選別して再吸収するか……というところにあるんですね。——

【薄井】　健康診断でスクリーニングしてからあやしいところを精査するというように、合理的な作業工程を組んだりしますが、自然界の有機体はそういう力を備えているんですね。

【瀬江】　そうですね。本当に驚くべきしくみです。

ではその全体の過程をもう少し具体的にみてみましょう。

まず糸球体で濾過された成分のうち、《グルコース》や《アミノ酸》などの栄養素は、近位尿細管を通過するうちに、そのほとんどすべてが再吸収され、通常は尿中に排泄されることはありません。

糖尿病の状態

しかし、これらの成分も、血中濃度が高まり、そのために濾過された量が再吸収できる量の限界を超えますと、再吸収されずに尿中に排泄されてしまいます。糖尿病はこの状態です。

【編集部】　その糖尿病といいますのは、血液のなかのグルコース（ブドウ糖）の濃度が高過ぎて、それでは内部環境が乱れるから、それを調節して濃度を下げるために、再吸収を抑えて尿のなかに捨てるわけですね。そうしますと、糖尿がでるということは、ある意味で、腎臓がしっかり正常にはたらいている、つまり、糖尿というのも一種の回復過程ととらえることもできる……ということにもなりましょうか？――

【瀬江】　腎臓にのみ着目すれば、たしかにそういうことになります。しかし、それはたんなる現象論でしかありません。といいますのは、糖尿病はそんな単純な病気ではないからです。そもそも糖尿病を考える時は、尿に糖がでるのはたんなる結果でしかなく、問題は血糖が異常に高くなるところにあるのです。そして、それには膵臓から分泌されるインスリンホルモンが大きくかかわっていますので、いずれ内分泌の項でお話しすることになると思います。

【薄井】　血液は常時全身をめぐっているわけですから、尿に糖がでたということは、高血糖状態の血液がいたるところに運ばれているということですね。

物質のやりとりをする毛細血管の内皮細胞にとっては、細胞外液が濃くなると、細胞膜を通して細胞内の水分がひきだされてつぶされてしまいます。ですからイメージとしては、毛細血管がくずれていっている状態を描いてもらいたいですね。

【編集部】　わかりました。それから、血液の栄養成分ということで、脂肪はどうなっておりましょうか？　糸球体で濾過されるんでしょうか？――

【瀬江】　いいえ、脂肪のような大きな分子は濾過されません。大きさからいうと、蛋白質のアルブミンが糸球体をギリギリ通れる限界といわれています。

【編集部】　わかりました。おつづけください。——

【瀬江】　それでは次に、栄養素とともに重要な《電解質》と《水分》とはどうなのかをみてみましょう（図版書・九〇頁参照）。

濾過された電解質は？

ナトリウム、カリウム、クロールなどの電解質は体内においてさまざまな役割を果たしており、それらを必要にして十分量体内に保持することは、生命の維持にきわめて重要な問題です。

糸球体から濾過された《ナトリウム》は、近位尿細管においてその八〇%が、そしてヘンレ係蹄においてその一〇%が再吸収されます。これは「定比率再吸収」といわれ、どのような量が濾しとられてきても、その九〇%が確実に再吸収されることになっています。

そして残りの一〇%が遠位尿細管から集合管を通過する間に、そのうちどれだけ再吸収されるかは、その時々の必要性に応じてアルドステロンによって調節されています。

また《カリウム》も糸球体から濾過されたのち、近位尿細管で、その七〇〜八〇%が再吸収され、その残りが遠位尿細管に入ります。そして体内カリウムが正常あるいは過剰のばあいは、その残りに加えて逆に尿細管壁からカリウムが尿中に排泄され、一方、カリウムが著しく欠乏しているばあいには、そのほとんどが遠位尿細管から再吸収されます。
　このようなカリウムの調節も、アルドステロンによって行なわれています。

【編集部】　やはり、これは実に微妙で精密な仕事ですね。その成分ごとに対処のありかたがちがうわけですか。カリウムに至っては、再吸収だけでなく、ばあいによっては尿細管からの逆輸出もするわけですね。しかも、濾過された血液成分は、このほかにも数多く何種類もあるわけですね。――

濾過された水分は？

【瀬江】　そうですね。腎臓は実にたいへんな仕事をしているわけです。では、糸球体で一日に一五〇リットルも濾過された《水分》はどうでしょうか。尿としてはせいぜい一日に一リットルぐらいしか排泄されないのですから、残りの一四九リットルは、すべて再吸収されることになります。
そして、水の再吸収も二つの段階に分けることができます。第一は近位尿細管とヘンレ係蹄からの再吸収、第二は遠位尿細管と集合管からの再吸収です。

【編集部】　尿細管での吸収は、例のエネルギーを使う能動的吸収でしょうか？　あるいは受動的吸収でしょうか？（一巻一章二〇〇頁参照）――

【瀬江】　グルコースやアミノ酸や電解質などは能動的に吸収され、水分は受動的に吸収されますが、《近位尿細管》と《ヘンレ係蹄》の管壁は水の透過性が非常に大きく、電解質やグルコース、アミノ酸などが能動的に（つまりエネルギーを使って）再吸収された結果、それらの物質によって管内外に生じた浸透圧差によって、水は簡単に拡散し再吸収されていきます。

ところが《遠位尿細管》や《集合管》のばあい、水の再吸収は同様に浸透的拡散によって行なわれるのですが、管壁の水の透過性そのものが抗利尿ホルモンによって調節を受けているのです。

水分量を調節する抗利尿ホルモン

つまり、体内の水分が不足している時には、抗利尿ホルモンが多量に分泌され、その結果、遠位尿細管・集合管の水の透過性が高まり、多くの水が再吸収されます。それに対して、水を多量に飲んだりして体内の水分が過剰になった時には、抗利尿ホルモンの分泌が抑えられ、遠位尿細管と集合管の水の透過性が低下し、水の再吸収は抑えられ、多量の尿が排泄されます。

【編集部】　なるほど。尿細管などはもちろん半透膜でできているんでしょうが、その透過性を高めたり低めたりして調整するわけですか。いわば、膜を薄くしたり厚くしたりするのと同じ結果になるわけですね。その調整をホルモンで行なっている……。——

【薄井】　ここでもまた体内の水分が失なわれないように、受動的に吸収できるようにしておき、終わりのほうで微調整できるように、ホルモンの支配網を敷いているという見事さですね。

【瀬江】　本当に……。

この抗利尿ホルモンは、下垂体から分泌されるホルモンで、それは脳の視床下部によって統括されていますが、視床下部では、浸透圧を受容する細胞があり、その浸透圧に応じて抗利尿ホルモンの分泌を調節しているのです。

【編集部】　身体のなかの水分量を調節をしている……、つまり身体の治水ですね。見事なものですね！――

腎臓での代謝産物の扱われかた

【瀬江】　そうです。このようなしくみを理解していただくと、さきほどの質問にありました、水分や塩分や糖分などの極端なとりすぎやとらなすぎがどれほど腎臓に余分な仕事を強いることになるのかおわかりいただけると思いますが……。

それで最後に、体内で代謝の結果生みだされた《代謝産物》が、腎臓でどのように扱われているかをみてみますと、《尿素》などの代謝産物は、糸球体で濾過されたあと、尿細管で能動的に再吸収されることはありませんが、拡散により受動的に再吸収されます。

しかし、尿細管の孔はきわめて小さいので、尿素がそこを通過するのは水よりもはるかに難しく、水が通常九九％吸収されるのに対し、尿素は五〇％にとどまり、濾過されたもののうち五〇％は尿中に排泄されることになります。

【編集部】　その尿素といいますのは、「人間の肝臓のはたらき」の項でお話しいただきましたが、蛋白質の分解のために生じたアンモニアを、そのままでは有害なので、肝臓で尿素に変えたという、あの尿素ですね。つまり、身体内で出た廃棄物でしょうが、廃棄物の処理というのは、最後の最後まで手がかかるんですね……。それで、その代謝産物といいますのは、要するに身体内ででてきた廃材あるいは廃液または廃棄物であると、そう考えてよろしいでしょうか？　また、腎臓で排泄される代謝産物には、尿素以外にもいくつかあるのでしょうか？――

尿素はただの廃棄物ではない

【瀬江】　たしかに尿素は代謝産物ですが、だからといってまったくの不要物かというと、そうではありません。尿素は、体液の浸透圧の維持に一役かっているのであり、だからこそ尿細管で再吸収もされているのです。

尿素がいかに大事かは、我々が低蛋白食を取りつづけると、尿素を体内に保持するため、尿中への尿素の排泄の割合が減少してくることでもわかります。

このように、生命体は進化の過程で、代謝産物をもうまく利用して、自らを維持しかつ発展させてきたのでしょう。

また、尿のなかにでてくる代謝産物としては、尿素のほかにも、尿酸、クレアチニン、リン酸塩、硫酸塩、硝酸塩などさまざまあります。

【編集部】　わかりました。――

【瀬江】　これまで腎臓のはたらきを具体的にみてきました。要約すれば、腎臓は内部環境を構成している血液からその成分を濾過し、まず必要なものを大まかに再吸収したのち、その時々の体内の状況に応じて、それぞれの再吸収と排泄を決めるという方法で、身体にとって必要なものと不要なものをバランスをとるべく選別しているのです。

【編集部】　よくわかりました。しろうと的にまとめてみますと、肝臓と腎臓とは、結局のところ、全身を駆けめぐっている血液の質（成分）を管理することをとおして、細胞外液の成分管理をしている……と、管理する血液成分には必要物質と不要物質とがあり、必要物質とは栄養素や電解質や水分であり、不要物質とは生活細胞からの廃液や死滅細胞からの廃棄物である……と、そして、肝臓はもっぱら必要物質の供給と不要物質の一時処理を分担し、腎臓はもっぱら徹底的なリサイクルと廃棄の選別を分担し、同時に血液成分の調節を行なっている……と、だいたいそんなふうに考えてよろしいでしょうか？――

必要か不必要かはその時々の条件しだい

【瀬江】　そうですね……。ただし、必要物質と不要物質については、体内に必要物質と不要物質があるというのではなく、我々が生きているその時々のさまざまな条件に応じて、ある物質が必要物質になったり、不要物質になったりすることもあるのだと理解してください。

たとえば、栄養素や電解質や水も、必要以上にとりすぎれば、不要物質として排泄されるのですし、代謝産物である尿素なども、さきほどいいましたように、一部は必要物質として利用されているのですから。

そして、必要物質を供給したり、不要物質をとりのぞいたりして細胞外液すなわち内部環境を全身のひとつひとつの細胞が生きていけるような状態に維持しつづけているのが、肝臓と腎臓ということです。

【編集部】　わかりました。それで……、ここでちょっと、腎臓と肝臓について、追加質問をお願いしてよろしいでしょうか？――

【瀬江】　ええ、どうぞ……。

心臓ポンプの圧力が下がったら？

【編集部】　腎臓にも筋肉はありませんね。尿管には蠕動運動があるということでしたから筋肉はあるのだと思いますが……。そうしますと、腎臓も、肝臓と同じく、自分で血流をつくることはなくて、もっぱら心臓ポンプによる圧力だけで血液を流しながら選別作業をしているのでしょうか？　そうだとすれば、何らかの障害によって心臓ポンプの圧力が下がるようなことがあるとたいへんなことになるでしょうね？――

【瀬江】　それはもうたいへんなことになります。

血圧が下がったばあい、それは外傷とか手術の際の出血、あるいは心筋梗塞など原因がどんなものであっても、血圧が下がったばあいには、血液が腎臓をほとんどめぐらなくなるわけですから、血液中の成分の選別が行なわれなくなり、結果として不要物質が細胞外液に増加し、全身の細胞が生きていけなくなってしまいます。もちろん、尿はでなくなります。このような状態は急性腎不全と呼ばれます。

またこのように血圧が低下して血液がめぐらない状態がある程度つづいてしまうと、腎臓のそのもの尿細管などが虚血によって障害を受け、血圧が回復しても、腎臓の選別機能が果たせなくなってしまうこともあるくらいです。

【薄井】　急性腎不全で血液透析が必要になった患者がありましたが、ご家族がなかなか同意されなかったのです。腎臓に原因のないばあいの内部環境の調整だからという説明をして、やっと納得していただいたことがあります。血液透析をすると一生続けなければいけないというようなイメージがあったようなのです。

昼と夜とではたらきにちがいはあるか？

【編集部】　それから、肝臓と腎臓は、心臓などと同じく、もちろん夜も昼もぶっとおしではたらいているんでしょうが、昼間の細胞の活動時間と夜間の細胞の修復時間とでは、肝臓と腎臓のはたらきかたに何か大きなちがいがあるのでしょうか？――

【瀬江】　一般的にいえば、昼間我々が活動している時は、運動にしろ、食事にしろ、内部環境をその人のレベルに応じてそれなりに変化させる要因があるわけですから、そういうなかで内部環境の変化に応じて、肝臓も腎臓もしっかりはたらいています。

それに対して、夜間睡眠中は、そのような運動による大きな変化はないので、肝臓も腎臓も、全身の細胞の修復と、自らの細胞の修復のために必要なはたらきをメインにしていればよいということになります。

しかし、寝るまえに暴飲暴食をしたりしますと、本来修復をメインにすればよい時間である夜間まで肝臓、腎臓を酷使させ、その結果、疲労させてしまうことにもなるわけです。

【薄井】　昼間と夜間の血流量の配分という観点からいえば、活動量の大きい昼間の腎への流入は少なくなるのではありませんか？

たとえばマラソン中に尿意をもよおすということはないのだそうですね。

【瀬江】　はい。たしかに血液量の配分からみますと、運動している時には、肝臓や腎臓の血液量は安静時に比べて減るという現象があります。それは運動する筋肉に多大な血液を送りこむ必要性から、やむをえず減らされてしまうからです。

でもその一方で、運動する時ほどに内部環境は変化しますので、その運動の変化に応じて、肝臓や腎臓は血液量が減っても、そのぶん質的にしっかりとはたらかなければなりません。たとえばそれは運動の時などに、腎血流量は減少しても、糸球体濾過率は上昇するという現象にもみられます。

そして運動をやめて安静にすれば、血液は肝臓や腎臓に充分に流れるようになり、乱された内部環境を整え、運動のあとの修復をするために、さらにしっかりとはたらきつづけます。
そのような状態を夜間までもちこむほどに生活を乱しますと、肝臓も腎臓も修復過程を充分にもてずに、その結果、疲れてしまうことにもなるのです。

肝臓や腎臓には疼痛があるか？

【編集部】　それから、肝臓と腎臓とには、胃や心臓や腸管などにみられる疼痛はあるんでしょうか？　結石の激痛についてはよく聞きますが、そうではなく、肝臓や腎臓に何か病気が発生したような時に、それが原因で生じる痛みはあるのでしょうか？――

【瀬江】　肝臓病や腎臓病では、通常、胃潰瘍や心筋梗塞にみられるような特徴的な痛みはありません。ただ炎症がひどいと鈍痛のようなものを感じることはありますし、ガンや出血などで内部から圧迫されると激痛が生じることもあります。

【編集部】　最後に、肝臓や腎臓のはたらきに何らかの障害や異常が発生したとなりますと、これはもう……、全身六〇兆の細胞がいっせいに狂いだしてもおかしくないでしょうね？――

【瀬江】　そうですね。肝臓のはたらきが障害されたばあいについてはさきほどお話ししましたので、ここでは腎臓のはたらきが障害されたばあいについて簡単にお話ししておきましょう。

まず《糸球体》の構造が破壊されたばあいには、血液成分を濾しとることができず、不要な物質が体内にたまってきます。これが《糸球体腎炎》と呼ばれるものですが、尿細管が破壊されたり何か物質がつまったりして、濾過液が流れなくなったばあいにも、同様に不要物質が体内にたまってきます。

腎臓のはたらきが障害されたばあい

このような状態は《腎不全》と呼ばれ、水分の貯留による浮腫、高カリウムによる筋収縮の異常、酸の蓄積によるアシドーシス状態での代謝の阻害など、内部環境の乱れが生命をも脅かしてきます。

【編集部】その腎不全といいますのは、やはり全身症状でしょうか？——

【瀬江】もちろんそうです。内部環境が乱されるのですから、影響を受けない細胞はないといってよいでしょう。

腎臓はもともと予備力があり、片側だけでも充分に選別機能を果たすことができるのですが、全体としてそのはたらきが四分の一以下に低下してくると、内部環境が乱れはじめ、今いった腎不全といわれる状態になります。

そして、さらにその状態が進行すると、尿毒症と呼ばれる状態になるのであり、これは貧血、皮膚の色素沈着、掻痒、高血圧、不整脈、心膜炎などの循環器障害、肺水腫などの呼吸器障害、悪心、嘔吐、下痢、消化管出血などの消化器障害、頭痛、けいれん、意識障害、知覚異常、筋力低下などの脳神経系の障害と、全身のありとあらゆるところに障害がでてくるのです。

このようにこわい腎不全だからこそ、そうならないための努力が必要なのですが、逆にこのような事実から、日頃我々の身体のなかで、腎臓がどれほど偉大なはたらきをしてくれているかがわかるはずですから、できるだけ腎臓に負担をかけない努力をしてほしいと思います。

それではここで、もう少し腎臓の他の病気についてもお話ししておきましょう。糸球体の透過性の異常により、正常では濾過されない蛋白質が多量に濾過されて排泄され、体内の蛋白質が低下してしまう状態は《ネフローゼ症候群》といわれます。

【編集部】　そのネフローゼ症候群では、どんな症状がでるんでしょうか？　やはり全身症状が……？――

【瀬江】　ネフローゼ症候群は、症候群といわれているとおりに、原因はさまざまであり、まだ不明の点も多いのですが、いずれにしろ、蛋白質が多量に尿中にでていく結果、血液中の蛋白質濃度が低下し、そのため血液の浸透圧が低下し、組織間液が血液中にもどりにくくなり、浮腫が生じてくる病気です。

【編集部】　わかりました。――

【瀬江】　それから、さらに《尿細管》にも特殊な機能の異常があり、尿細管が抗利尿ホルモンに反応しなくなったために、水分の再吸収が行なわれず多量の尿を排泄しつづける《腎性尿崩症》、あるいは近位尿細管における再吸収能低下のために、グルコース、アミノ酸、電解質などが再吸収されず、発育障害をおこしてくる《ファンコニー症候群》などです。

腎臓の病的状態に対する治療

このような腎臓の病的状態に対しては、「①その機能を回復させる治療」とともに「②腎臓ができるだけ機能しなくてもすむような治療」、さらに重症な時は「③腎臓の機能をかわりに担う治療」が必要となります。

【編集部】①は、腎臓の細胞の自己回復を直接的に助ける治療であり、②は、腎臓を一時的に休ませてやることによって、腎臓細胞の自己回復を間接的に助ける治療であり、③は、腎臓のはたらきを代行する治療ですね？　それで、その三つの治療のありかたとして、それぞれに代表的なものとしては、どんな治療法があるんでしょうか？――

【瀬江】「①その機能を回復させる治療」としては、生活療法と薬物療法です。生活療法では、バランスのよい食事（とくに充分なビタミン）と、睡眠および保温、ストレスの除去などが大切です。薬物療法は、その原因により、ステロイド剤、免疫抑制剤、抗血小板薬などが使われます。

「②腎臓ができるだけ機能しなくてもすむような治療」は、要するに腎臓での選別の負担を小さくするために内部環境を乱さないことですから、安静と、安静に必要とされる栄養に可能なかぎり近づけた食事ということになります。

「③腎臓の機能をかわりに担う治療」としては、透析療法と腎移植があります。

以上のような治療を、その人のその時の腎臓の病気の状態にあわせて、選択し組みあわせて行なっていくことになります。

【薄井】　腎疾病患者の看護としては、昔から安静・保温・食事療法が三原則として教えられてきました。でも、それを守る患者さんに、その意味をイメージできるように伝えて、安定した気持ちで療養していただくという取り組みはほとんどみられませんでしたね。

「腎臓は、血液が流れこむことで仕事をしてくれるので、血液が流れやすいように横になって温かくしてやりましょう。そして、食事も弱った腎臓をかばいながら元気をとりもどしてくれるように工夫してあるので、しっかり食べて応援してあげてくださいね」と話して、歩きまわっていた患者が安静を守るようになった例があります。まだ人工透析のない時代のことですが。

人工透析とは？

【編集部】　人工透析といいますのは、腎臓の機能のどの部分をどのように代行するものなのでしょうか？　また、腎臓のはたらきが全面的に止まってしまったようなばあいでも、人工透析を受けていさえすれば、生命には別状はないのでしょうか？

【瀬江】　透析療法といいますのは、必要なものを保持し、不要なものは排泄するという選別機能を担っている腎臓にかわって、不要なものを排除するという治療です。

つまり、腎臓がはたらかなくなると、尿素などの代謝産物や水、ナトリウム、カリウムなどが異常に細胞外液にたまってきますので、それらを人工的にとりのぞこうとする治療法です。具体的には、細胞外液を、半透膜（小さな分子は通すけれども、大きな分子は通さない膜）を介して、人工的につくった灌流液と触れさせ、拡散によって物質の移動を行なわせることで、不要な物質をとりのぞこうとするしくみです。

そして、半透膜として、腹膜を利用する方法と、人工合成膜を利用する方法とがあります。腹膜を利用する方法は、灌流液を腹腔内に注入し、腹膜を介して細胞外液から不要物質をとりのぞいたのち、灌流液をとりだすもので、腹膜透析と呼ばれています。

人工合成膜を利用する方法は、通常前腕の動脈側から血液を体外に引きだし、ダイアライザーと呼ばれる機械のなかで、膜を介して不要物質を灌流液のほうへ拡散させて、その血液を静脈側に返すもので、血液透析といわれます。

いずれにしても、透析を受ける方の血液の状態によって、どのような物質をどのくらい除去するかを決め、それに応じて灌流液の組成をかえる必要があります。

腎臓の機能がなくなったばあいでも、これらの治療をしっかりつづけるならば、生命に別状はありません。

生活療法もきちんとする

【薄井】　透析を受けながら旅行にでて、旅先でも紹介状をもっていって透析を受けるなどというネットワークシステムもできています。

【瀬江】　しかし、脳によって統括されて、時々刻々と変化する全身の状況にぴったりとみあったかたちで、必要物質と不要物質を選別する腎臓とはちがい、透析療法は、あくまで人為的に大雑把に不要物質をとりのぞこうとするのですから、さまざまな生活上の制約はまぬがれません。したがって、あくまで生活療法をきちんとしたうえでの透析療法なのだとお考えください。

【薄井】四、五時間かけて行う透析を週二回とか三回とか継続していかなければならないので、その生活に適応していくことはたいへんなことです。

血液透析を受けながら二六年生きてこられた方とお話ししたことがありますが、「透析導入前の厳しい蛋白質制限食のことを考えると、バランスよく何でも食べられる今は天国です」とおっしゃいました。血管がしっかりしていて上手にしていらっしゃるなと感じました。

一方では、透析と透析の間の水分制限が守れずに、ストレスをかかえて生きている方もあります。

一昔前だったら死んでいたはずなのに、と感謝しながら生活するすべをつかんでいただくことが、看護の基本になるでしょう。新婚早々に慢性腎炎がみつかって、どんどん悪化してしまう患者さんを受け持った時のことを、私はいつも思い出してしまいます。

【編集部】それから、肝臓病の治療についても、原則は同じであると考えてよろしいんでしょうか？――

【瀬江】はい。原則は同じです。ただし、肝臓のばあい腎臓の透析療法のように、その機能を人工的に担う装置、いわゆる人工肝臓なるものは残念ながらありません。物質の移動がその主なはたらきである腎臓に対して、物質の合成、分解といった複雑な化学反応を五〇〇種以上行なっているといわれる肝臓の機能を人工的につくりだすことは不可能に近いからです。

そこで、最近は、肝移植がとくに外国を中心として精力的に行なわれているのです。

【編集部】　わかりました。それから……、腎臓の病気もまた、人間においては、その基本はやはり生活病といいますが、日常生活のありかたによって、つまり腎臓を酷使することによってつくられると考えてよろしいでしょうか？――

腎臓に負担をかけすぎない食生活

【瀬江】　そうです。ですから、まず普段から日常生活において、腎臓に負担をかけすぎないような注意が必要です。また、さきほどお話ししましたように、人間は「認識」が行動を規定する存在です。それだけに、認識のままに食生活をつくってしまいますが、塩分のとりすぎ、蛋白質に偏りすぎた食事などは、腎臓を必要以上にはたらかせているのだということを絶対に忘れてはなりません。

【薄井】　学生たちの食生活の実態を調べてみると、その特徴として、高蛋白と野菜不足がいつもあがってきますが、心配ですね。これはたんに肝臓腎臓の問題にとどまらず、必須栄養素に欠けた状態で生きることになって、酵素やホルモンをつくりだせなくなって成熟を遅らせたりします。

四、人間の膀胱と排尿のしくみ

【編集部】　前項で腎臓についてお話しいただきましたが、その最終的な〝排泄物〟である尿の行方を追って、つづいて《膀胱》について、さらに《排尿》について、お話しいただきたいと思います。まずは、「膀胱の役割」といったあたりからお願いします。――

なぜ膀胱が必要なのか

【瀬江】　そうですね。《膀胱》の役割は尿をためておいて排泄することです。これは誰にでもわかることですが、そのことのもつ意味、すなわち「なぜ膀胱が必要なのか」は現代の生理学では解かれていません。

そして、それを解くにも、やはり「生命の歴史」からの視点が必要となります。

【編集部】　生物が進化という長い過程をたどって発展してきたからには、その生物の構造についても機能についても、やはり「生命の歴史」をたどって、その〝成り立ち〟をみていかないと、きちんとはみえてこないということですね。その意味といいますか、その意義が、だんだんとわかってまいりました……。――

【瀬江】　そこを少しでもわかっていただくと、話は流れやすくなります。それで、膀胱もまた、生命体の進化の歴史のなかで、魚類の時代からみられます。

生物学では、膀胱が両生類に著しく発達しているため、その起源的機能として「乾燥した環境で水分を貯留して再吸収すること」を重要視していますが、これは膀胱本来の機能ではなく、その特殊な発展形態というべきです。

なぜなら生命体のもっとも完成したありかたである人間の膀胱には再吸収機能はなく、乾燥状態に対しては、腎臓における水分の再吸収と口渇による水分の補給で対処しているからです。

【編集部】両生類といいますのは、進化の流れからしますと、魚類の次に出現するものですね。その両生類では、つまり、たとえばイモリとかカエルとかでは、膀胱に尿をためておいて、身体に水分が不足してきたけれども周囲に飲む水がない時などには、膀胱から水分を再吸収して使うわけですか？　体内に水筒をもっているようなもので、ずいぶんと器用な芸当をしてのけるんですね。しかし、それは膀胱本来の機能ではなく、ちょっと拝借して利用したものであると、そういうことでしょうか？――

【瀬江】そうです。それでは、生命体における膀胱の形成はどのような意味をもつものだったのかといいますと、それは端的には、生命体の運動と代謝の固有のリズムの獲得です。

【編集部】といいますと？――

【瀬江】　最初の生命体である単細胞は、その細胞ひとつですべての機能を担っており、運動することが代謝であり、代謝することが運動であって、つねに摂取と排泄を同時に行なっていました。

運動と代謝が分業化する

ところが生命体が多細胞化し、さらに分化してくると、運動と代謝が相対的に独立する、つまりお互いが別々に行動することになりました。

もちろん原則的には運動は代謝のためであり、代謝は運動のためではあるのですが、それを同時には行なえないほどに地球と生命体自身とに大きな変化が生じた結果、それぞれが分業化するかたちで発展するしかなかったのです。つまり食べながら運動したり睡眠をとったりもできないし、排泄しながら運動したり睡眠をとったりもできないということなのです。

しかも排泄物は臭いが強いため、すぐに水に流される魚は問題ありませんが、陸上動物にとっては天敵との関係でいつでもどこでもというわけにはいかないのです。

したがって、食べたものをためておく器官として《胃》が、また排泄するまでためておく器官として《膀胱》が形成されて発達してきたのです。そして人間に至っては、自らの生活のありかたに合わせて、意志によってその排泄をコントロールするまでになりました。

【編集部】　つまり、単細胞生物は「ながら族」だったわけですね。しかし、進化するにつれて生物は、食べる時には食事に専心し、眠る時には睡眠に専心し、排泄する時には排泄に、運動する時は運動にと、それぞれの過程に専心といいますか、専念するというかたちで発展してきた……と、そういうことですね？　それが「運動と代謝の固有のリズムの獲得」ということであり、そこで、排泄も「たれ流し」では専念できないから、尿を一時的にためておく袋として《膀胱》が発達してきたというわけですか。たしかに、私たちは、少なくともこと排尿排便に関しては、まあ睡眠もそうでしょうが、まさに精神を集中して、無我無中で専念しておりますね。もうほかのことは、何があってもいっさい考えない（笑）……。――

【薄井】　何かに集中できるように身体のしくみが整ってきたととらえることもできますね。

人間における腎臓の構造

【瀬江】　そうですね。次に、このように、尿をためて排泄する役割を担っている膀胱は人間においてどのような構造をもっているのかをお話ししましょう。

膀胱は骨盤の前部に位置し、左右の腎臓からつながる左右の《尿管》が入りこみます。そして、膀胱は、尿管から流れこんだ尿量によって大きさが自由に変えられるようになっていますが、それは次のような構造によります。

まず膀胱の内側を形成している粘膜は、《移行上皮》と呼ばれ、縮んだ状態では立方状ないし円柱状の細胞ですが、尿の貯留による膀胱の伸展にともなって広がり、扁平状となります。また膀胱壁の筋層は三層からなる平滑筋で、縮んだ状態では一センチメートルほどの厚さがありますが、伸展すると膜のように薄くなり、また尿を排泄する時には強力な収縮をおこします。

【編集部】　まさに伸縮自在なんですね。――

膀胱壁の筋肉は伸縮自在

【瀬江】　そうです。次に、尿管から流れこんだ尿がそのまま尿道へと流れでることなしに膀胱内にとどまるのは、膀胱から尿道への移行部に、括約筋と呼ばれる二種類の筋肉が収縮して、その出口を閉じているからです。ひとつは《内尿道括約筋》と呼ばれる平滑筋で、自律神経によって支配されていますし、さらにそのさきは《外尿道括約筋》と呼ばれる横紋筋で、これは大脳皮質の支配を受ける体性神経によって支配されています。つまり認識によりコントロールされるということですが、この排泄のしくみについてはあとで述べることにしましょう。

【編集部】　便の排泄にたずさわる《内肛門括約筋》と《外肛門括約筋》のばあいと、同じようなしくみですね。最後的には、意志の決定によって排泄するようにできているわけですね？――

【瀬江】　そうです。また、膀胱が収縮した時に、尿が尿管へと逆流しないのは、膀胱壁の収縮により尿管開口部が弁のはたらきをするからです。

【薄井】　排尿をがまんしすぎて膀胱壁が伸展してしまうと、その弁のはたらきが失われて、尿が逆流する現象が起こります。膀胱炎を起こしている時は、腎への感染の危険が高まるので、昔から「オシッコはがまんしてはいけない」と教えてきたのですね。

逆に、尿もれを経験した高齢者が尿意（＝尿がたまったという認識）をひんぱんに訴えたりしますが、外尿道括約筋をはたらかせる訓練や気をそらせることで、尿をためる機能を保つことも、加齢現象を遅らせるケアとして大切です。

排尿のしくみ

【瀬江】 次に、排尿のしくみをみてみましょう。人間にとって排尿とは、膀胱内に貯留した尿を意識的に体外に排泄する行為ですが、これは次のような過程を経ています。

まず膀胱は、流れこんできた尿が一〇〇～二〇〇ccになるまでは、膀胱壁の平滑筋がなんら張力を発生することなしに伸展し、この段階では《尿意》はありません。しかし、尿が二〇〇～四〇〇cc以上たまってきますと、膀胱壁はさらに伸展し、膀胱壁内の伸展受容器と呼ばれる神経終末が刺激され、求心性神経を介して、脊髄・脳へ信号を送り、ここではじめて尿意がもたらされ、膀胱は排尿の態勢を整えることになりますが、それは次のようなしくみです。

まず意識が関与しない自律神経の、膀胱に達する副交感神経が興奮し、膀胱筋を収縮させ、また内尿道括約筋を弛緩させることによって、膀胱は尿を送りだそうとします。しかし外尿道括約筋が収縮しているかぎり、尿が流れでることはできません。この外尿道括約筋は、意識によって調節される筋肉であり、体性神経系の陰部神経によって調節されています。

尿意を感じた人間がトイレに行き排尿しようと意識することによって、それまで収縮していた外尿道括約筋が弛緩し、すでにおこっていた膀胱筋の収縮に加えて、意識的に腹圧をかけることにより、膀胱内圧が高まり、尿が一気に流れでることになります。これが《排尿》です。
しかし一方、尿意を感じてもトイレに行かずにがまんをした時には、外尿道筋は収縮しつづけ、尿意も一時的には失われますが、尿がたまるにしたがい膀胱壁の収縮も強まり、ふたたび強烈な尿意によって、ついには排尿せざるをえない状態となります。膀胱は最大限、六〇〇〜七〇〇ccぐらいの尿をためることができます。

【編集部】　ビールの小瓶で二本分くらいですね。——

【瀬江】　そうなりますか。このように人間の排尿は、「尿がたまる」「尿意を感じる」そして「意識的に排尿する」といった段階を経てなされるものであり、自律神経支配による不随意運動と、体性神経支配による随意運動との協調運動です。したがって排尿の異常は、脳・脊髄・末梢神経のうちの、どの部位の障害であっても生じてくる可能性のあるものです。

排尿の異常

【編集部】　排尿の異常といいますと、具体的には、尿がでない「尿閉」と、意識のコントロールに従わないででてしまう「尿失禁」と、あとは尿量が極端に少なくなってしまう「乏尿」などが思いつきますが、これら異常はすべて、今お話のありました神経連絡のうちの、いずれかに障害が生じたばあいにおこるのでしょうか？——

【瀬江】　いいえ。「尿閉」と「尿失禁」は神経の異常にかかわるものが多いのですが、「乏尿」はちがいます。

つまり、「尿閉」と「尿失禁」は、膀胱内には正常に尿がたまり、その尿の排泄のしかたに問題があるのに対して、「乏尿」は、腎臓で尿がつくられないという腎臓の機能の問題だからです。「尿閉」は、膀胱にたまっている尿が排尿できない状態であって、さきほどお話しした、脳・脊髄・末梢神経のいずれかの障害のほかに、前立腺肥大症や尿道結石などのように尿の出口が閉ざされてしまうばあいもあります。

「尿失禁」は、「排尿しよう」という意志なしに尿が排泄されてしまう状態であり、同じくさきほどの神経の障害および、外尿道括約筋の収縮力の低下などによっておこります。

膀胱からまったく尿が出なくなると

【編集部】　わかりました。それから、膀胱からまったく尿がでない状態がつづきますと、どういうことになるんでしょうか?――

【瀬江】　意識のある患者さんでしたらたいへんに苦しみます。激しい尿意があるのに尿はでず、膀胱は大きくはれあがって痛みますから、まさに苦悶状態となってしまいます。

またそれがつづきますと、腎臓でつくられた尿が膀胱内に流れこむことができず、尿管や腎盂にたまってきますので、尿管や腎盂が尿で拡張し、腎実質を圧迫し腎臓の機能が低下する水腎症と呼ばれる状態になってしまいます。

いずれにしろ、「尿閉」は尿のでかたにさえ注意していればわかることですから、診断したらただちに、尿管カテーテルや膀胱穿刺でとりあえず状態を改善することができます。

【編集部】　排尿といいますのは、とりわけちょっと忙しかったり近くにトイレがなかったりして、がまんしたあとでは、ほんとうに爽快感といいますか、とにかく気持ちがいいですね。何か「生きてる」という実感が湧いてきて、嬉しくなります（笑）。

排便のばあいもそうですが、排尿のばあいはとりわけ気持ちがいいですね……。排泄のがまんはまさに地獄で、気持ちよい排泄は極楽で……。それだけに、寝たきりでいるような病人にとって排尿・排便というのは、それが気持ちよくできるということは、非常に重要なことなんでしょうね？——

排尿・排便のケアは非常に重要

【薄井】　他人の世話を受けたくないのに、排尿・排便は毎日何度もおこってくるのですから、ケアを受ける身にとってはまさにQOLを左右することですし、ナースにとっては看護の質を問われることになります。

【編集部】　思いどおりに排尿するといいましても、考えてみれば、私たちも赤ん坊のころにはオムツの世話になっていたわけですが、いつの間にかトイレに行くようになり、まあ、たまには「おねしょ」などもしましたが（笑）……、ともかく今となると、トイレなど、しかるべき場所と設備がないと、とても気持ちよい排尿などできませんが、これはたんなる習慣なんでしょうか？――

赤ん坊の排尿

【瀬江】　そうです。人間としてつくられた大事な習慣です。さきほどお話ししました「排尿のしくみ」は、生まれた時から完全に備わっているものではありません。それは赤ん坊の排尿のようすをみればよくわかります。生まれたばかりの赤ん坊は、一日に何回もオムツにおもらしをするのがあたりまえです。

これは大人が、膀胱に尿がたまると尿意を感じてトイレに行き排尿するのと大きくちがって、ある程度尿がたまると排尿するという、意志のからまない行為となっています。

【編集部】　つまり、赤ん坊にあっては、外尿道括約筋による「がまん」がまだできないので、それが「おもらし」になるということですね。――

【瀬江】　そうです。それでは、どのようにして、おもらしがあたりまえの赤ん坊が、人間としての排尿のありかたを身につけていくのかをみていきましょう。

インドで発見された、狼に育てられた少女たちは、「いつでもどこでもかまわず大小便をした」（『狼に育てられた子』J・A・L・シング著、中野善達他訳、福村出版）と報告されています。これは人間としての排泄のありかたは、人間社会のなかで、人間として教育されることによってはじめて身につくものであることを物語っています。

【編集部】　「人間は、人間として育てられてはじめて人間となる」という、あれですね？――

【瀬江】　そうです。そこで、どのようなはたらきかけによって、どのように、人間としての排尿のありかたが身についていくのか、その過程を追ってみることにしましょう。

人間としての排泄のあり方を身につける

まず、生まれたばかりの赤ん坊は、一日に十数回オムツに排尿します。これはどういうことを意味するかといいますと、尿が一定量たまると膀胱筋が収縮し、それまで閉じていた尿道への出口が開いて尿が流れだすということであり、自律神経による膀胱の調節がきちんとなされている証拠です。

しかしこの段階では、《尿意》は明確に意識されていませんし、また意志による外尿道括約筋の調節もまったくなされていません。膀胱に尿がたまったことの刺激は、神経を介して脳に達してはいるのですが、ほかのすべての感覚と同様、それが認識（＝像）として明確になってくるには、それなりの《積み重ね》が必要であるからです。

また外尿道括約筋は、手足を動かす筋肉と同様、体性神経によって調節される横紋筋であり、能動的な認識のありかたである意志によって動かされることにより、発育・発達していくものであることを示しています。

【編集部】　そうですか。意志によって動かす手足などの動物筋肉（体壁筋肉）は、動かさないでいると動かなくなることは知っていましたが、発育や発達のばあいも、動かさないでいると発育・発達がうまくいかないわけですか。――

【瀬江】　そうです。いずれにしろ、生まれたばかりの赤ん坊は、認識の形成がはじまったばかりであり、その排尿のありかたは、認識のほとんど関与しない、いわば動物的な排尿となっています。この時期の、排尿の自立へ向けてのはたらきかけは、「ぬれたオムツの交換」です。

ぬれたオムツは不快と感じるように

ぬれたオムツを、やさしくかつ楽しく語りかけながら交換してあげることにより、赤ん坊は、《乾いた感覚》と《ぬれた感覚》のちがいを、《快》と《不快》として分化させていくことができます。

【編集部】　そうしますと、よくテレビなどで宣伝している「ぬれないオムツ」というのは、あれはいけないんですね。――

【瀬江】　そういってよいでしょう。《不快》がわからなければ、《快》もわからないからです。

ぬれないオムツは退化への道

【薄井】　ああいう発想は、一見赤ん坊のために考えたように思えますが、実際は逆ですよね。赤ん坊のもてる力をひきだし伸ばすという発想ではなく、もてる力を使わなくてよいように、そして大人も楽になるように、という、これも親としてつくられていくプロセスをカットしてしまうのですから……。

人間が自分のアタマを使わなくても生活できるようになるということは、ヒトとしては「退化への道」を歩んでいることになるのですが、そのことにはなかなか気づいてもらえない。現象としての結果だけで勝負しようとする企業の宣伝に惑わされないためにも、ナースは学習のプロセスをきちんと理解して、親たちにやさしい言葉で説明できるようになってほしいと思います。そのあたりを詳しくお話しください。

【瀬江】　はい。通常一歳から一歳半の間に、排泄のしつけが始まりますが、この頃の赤ん坊はどのように成長しているのでしょうか。

生まれてすぐから、膀胱に尿がたまったという刺激が、くりかえしくりかえし脳に伝わることにより、尿意はしだいに明確に形成されてきます。この頃はまだ、「オシッコ！」と自分から言葉でいうことはできませんが、排尿のまえの表情や身体の動きで、尿意として認識されていることがわかります。

しかし、まだ外尿道括約筋を収縮させることによって排尿をがまんすることはできないので、尿意を感じると同時に排尿ということになってしまいます。

この時期のはたらきかけは、「オムツをパンツにかえ、オシッコのでそうな頃、つまり尿意を感じた頃をみはからって、オマルやトイレに連れていって排尿させること」ですが、大切なことは、トイレでするのが《快》であり、パンツにするのが《不快》であると感じるようなはたらきかけをすることです。子供は快をくりかえそうとするので、そのようなはたらきかけによって、しだいにトイレ

トイレでするのが快
パンツにするのは不快

で排尿するようになっていきます。

【編集部】人間のばあい、《快・不快》といった感情（認識）でさえ、それを教えてもらわないと覚えないわけですか。――

【瀬江】そうです。それは、尿がたまったという身体からの信号に注意深く耳を傾けることによって尿意が明確になっていく過程と、尿意を感じてからトイレまでがまんし、トイレで排尿しようとする意志が外尿道括筋を鍛えることになっていく過程です。

さらに、「シーシーでるかな？」「シーシーといいましょうね？」「まあ、おりこう。シーシーといえたわね」といったはたらきかけによって、尿意を感じた時に、自ら「シーシー！」と表現し、トイレまでがまんして排尿することができるようになっていきます。

これが日中の排尿の自立の基本であり、さらに自らトイレにいってパンツをおろして排尿するといった段階へと運動の発達をまつこととなります。

自らの意志でそうするようにはたらきかける

ここで大切なことは、あくまでトイレで排尿することを《快》と感じさせることにより、自らの意志で、そうするようにはたらきかけることですから、あまり頻回に、尿意を感じないうちからトイレに連れていって、無理に排尿させることは避けなければなりません。

また誰でもはじめから完全にできるものではなく、失敗しながら身につけていくのですから、パンツから床までビショビショにするのを厳しく叱ったり、逆に、汚されるのがたいへんだからと、いつまでもオムツをさせておいたりするのは、子供の発達の過程を大切にしないやりかたです。

【編集部】「汚されると困る！」ばかりがさきに立つと、結局、子供の排尿の自立への過程が妨げられて、いつまでも汚されることになるわけですね。——

【薄井】床にできた水たまりを指して「アーア」といってトイレに座らせるというような対応をすると、今度は自分でおもらしを指して「アーア」といってトイレを指すようになったりして……、という子供の変化を楽しむ余裕が必要なんですね。成長には小さな変化のプロセスがあるという見かたが常識になればいいですね。

【瀬江】そうですね。このように、尿意を感じ、「オシッコ！」といい、トイレまでがまんできるという、日中の排尿の自立の基本ができるのが、通常二歳前後ですが、この時期には、まだ夜間のおもらしはあたりまえです。

では「日中はおもらしはないのに、夜間はおもらしする」というのはなぜでしょうか。これは端的には、「おもらしをするな！　オシッコはトイレでしなさい！」といういわゆる《自己規範》の形成がまだまだ弱いということです。

自己規範とは

【編集部】　その《自己規範》といいますのは？——

【瀬江】　いわゆる《自己規範》とは、自らのなかで観念的に対象化された意志であり、心のなかで「こうしなさい。こうしてはいけない」と自分自身に命令してくる認識です。そして、子供をしつけるということは、人間として生活に必要な自己規範を、子供の認識のなかにつくりあげていくことなのです。

排尿のしつけもそのひとつであり、日中トイレでできるようになったということは、「おもらしするな。オシッコはトイレで……」という自己規範が子供の認識のなかに確立し、子供はその自らの認識の命令にしたがって、行動できるようになったということです。

【編集部】　人間が人間らしく生きていくための自己規範は、親など、周囲の大人たちがつくってやらなくては育たないということですね。これはもう、たんに排尿のしつけを超えて、教育ということの本質ですね。——

【薄井】　人間は誰もが自己規範をもてるようになるのです。この人間のもてる力の可能性を信じるのが前提です。自己規範には「～すべきである。～すべきではない」という正反対の意志のはたらかせかたがあって、行動する意志と行動を抑制する意志のバランスのとりかたを学習させることが、人間として育む時の基本なんですね。

【瀬江】　本当にそう思います。最近は、幼児期において、そのような学習がしっかりとなされない、つまりそのような教育がなされないからこそ、「登校拒否」とか「十七歳の犯罪」とか、さまざまな問題がおきてきているんだと思います。

なぜ夜おもらししてしまうか

さて、排尿の話にもどしますと、日中トイレでできた子が、夜間はなぜ「おもらし」してしまうのでしょうか。それは、日中に比べて睡眠中は、認識機能が全般的に低下して、尿意も自己規範も弱まってしまうからです。

その結果、意志がほとんど関与しないで、膀胱内に一定量たまれば膀胱が収縮し、内尿道口が開いて排尿するという、自律神経に調節された反射的な行為になってしまうのです。

したがって、睡眠中でもこの自己規範がはたらくほどに自己規範自体が強くなれば、おもらしせずにすむようになります。

【編集部】　自己規範が強くなるには……？——

【瀬江】　この自己規範を強める過程は、日中「おもらしするな。オシッコはトイレで……」という自己規範にしたがった行動をくりかえし、しかもその時ほめられたり、逆に失敗して叱られたり、恥ずかしく思ったりすることのくりかえしです。

さらに睡眠中に尿のでそうな頃をみはからっておこしてトイレへ連れていくのも、受動的ではあっても、「尿意を感じたら目を覚ましてトイレにいく」という習慣をつくりだしてやることであり、これもまた自己規範を強めます。

このようにして自己規範が強くなってきますと、睡眠中に尿意を感じた時にも、その自己規範に基づいた意志によって、外尿道括約筋を収縮させて排尿をがまんし、がまんできなくなると目を覚ますようになります。これができるようになるのが通常四歳です。四歳を過ぎても始終おもらしするのが《夜尿症》です。

【編集部】　いわゆる「おねしょ」ですね。心あたりがございます（笑）……。――

夜尿症は抗利尿ホルモンの不足ではない

【瀬江】　《夜尿症》は、器質的疾患があるものをのぞけば、睡眠中に排尿に関する自己規範が充分はたらきうるまでの成長過程の、どこかに問題があるということになります。最近いわれている、たんなる《抗利尿ホルモン》の不足などではありません。

したがって治療に関しても、抗利尿ホルモンを投与すればよいということではなく、また一般的によくいわれている「おこすな」も誤りであって、日中から自己規範を強めるはたらきかけをするのはもちろんのこと、尿意が高まった時期をみはからっておこすことにより、目を覚ましてトイレでする習慣をつくりだしてやることも必要です。

【編集部】　その「おこすな」といいますのは……？――

【瀬江】「夜尿症の子供を、夜おこしてトイレへ連れていって排尿させてはいけない」という主張で、今でも小児科医などによってそのような指導がなされていることが多いのです。

これは、夜尿症とは何かに対する根本的な見解の相違からきています。

つまり、夜、尿意があるのに、目を覚ましてトイレに行くことができずそのまま尿をしてしまうのを夜尿症と考えるか、あるいは、通常夜は排尿しないのが正常なのに、排尿してしまうほどに尿量が増えるのを夜尿症と考えるかの相違です。

「おこすな」というのは、後者の立場にたった主張であり、「夜排尿すること自体が異常なのだから、夜おこしてトイレでさせるのは、布団おねしょにかわるトイレおねしょをつくりだしているようなものだ」とさえいう小児科医もいるのです。そして、こうした人達は、夜間の尿量を減らすために、抗利尿ホルモンなどの治療に走るのです。

しかし、夜尿症とは何かは、これまでお話ししてきた、人間の正常な排泄の発育・発達の過程から、また、夜間尿意を感じてトイレへ行くこともあるという我々の事実から考えていただければ、わかると思います。

【編集部】わかりました。——

【薄井】寝ている自分と起きてトイレに行っている夢をみている自分（もう一人の自分）との葛藤のすえ、目覚めてトイレに行く、というように、「もう一人の自分」がはたらくようになる年齢ですから、そのはたらきを強化するように育てることが大切ですね。

夜尿症が治るということ

【瀬江】　そうですね。夜尿症が治るということは、「朝までオシッコをしない」ということではなく、「夜間でも、尿意を感じたら目を覚ましおきてトイレにいけるようになる」ということなのだと理解してほしいと思います。

【編集部】　たいへんよくわかりました。この項の冒頭で「膀胱の役割」についてお話しいただきましたが、その「たれ流しではなく、ためておいてしかるべき時に排泄する」という膀胱のせっかくの役割も、その解剖生理学的なしくみと機能は赤ん坊にも備わっているけれども、それが実際に生活になかで役だってはたらくためには、人間のばあいは、親による気長な訓練を必要とする……ということですね？　これと同じような人間の生理的機能としては、たとえば、ほかにどんなものがあるんでしょうか？――

すべての生理的機能は教育・学習を必要とする

【瀬江】　それはもう、人間のばあいは、すべての生理的機能が、教育・学習を必要とするといっても過言ではないでしょう。

たとえば、生まれたばかりの赤ん坊は、オッパイを吸って、飲みくだし、自らの栄養とする力は備わっていますが、自分でお母さんのオッパイを探し吸いつく能力はありません。

ここが、本能でそれができる他の動物とはちがうところです。つまり、人間の赤ん坊は放っておかれれば死ぬしかないのです。それが、周囲からのはたらきかけのくりかえしによって、ようやく、食べ物を自分で探し、自分の手で、自分の口に入れることができるようになるのです。

【薄井】赤ん坊のオッパイの飲みかたがよくないと、母親の乳頭が小さいとかひっこんでいるからとか、赤ん坊の口のなかをみて舌繋帯が大きいからくわえにくいとか、母親を心配させるような言いかたをするナースがいますが、要は、しっかりくわえこんで吸うように習慣づければよいのです。よい状態をつくりだすには、どんな学習をしてもらえばよいか？という視点でみてほしいものです。

【瀬江】食事についてもう少しいえば、母乳から離乳食、普通食へと段階的にきちんと食事を与えることによって、人間の腸管の消化・吸収力もそれに応じて発育し、その結果何でも食べられるようになるのです。

生きるのに根源的に必要な食の摂取もこのとおりですから、歩くこと、走ること、手をさまざまに使うこと、話すことなどが、どれほどに教育・学習を必要とするかはわかっていただけると思います。

つまり、人間は周囲から教えられ、それを倣うくりかえしによって、認識が神経を介して筋肉を駆使できるようになるのであり、それによってその分だけ筋肉自身も発育していくのです。

【編集部】わかりました。最後にひとつうかがっておきたいのですが、老人の病人などに失禁があってオムツを使わざるをえないようなばあい、そのオムツは、やはり「ぬれるオムツ」のほうがよろしいんでしょうか。赤ん坊のばあいのように、「ぬれないオムツ」に頼っていると、ますます失禁状態を強めてしまうことになるんでしょうか？——

老人はぬれないオムツのほうがいい

【薄井】　老人のばあいは、オムツをすること自体が自尊感情を害することになり、精神活動の後退を促進させることにつながりかねません。ですから、やむなくオムツをするばあい、「ぬれないオムツ」のほうがいいでしょうし、それが失禁状態を強めてしまうとは考えられません。

【編集部】　それから、老人などの失禁といいますのは、どこがどのように障害されているんでしょうか？——

【瀬江】　老人といってもさまざまですが、基礎疾患のない老人、たとえば認知症とか、脊髄損傷とか糖尿病とかの病気をもたない、いわゆる健康的な老人の尿失禁は、尿道括約筋や女性のばあいでは骨盤底筋群が弱くなり、しっかり収縮できないために、少しの腹圧でおこることが多いのです。

ですから、簡単には、やはり人間としての誇りをもって、しっかりと運動して神経がはたらくように努めることがとても大切なのです。

これは、お産のあとなどは若い方でもなりやすく、それを防ぐには同じようにお産で弛んだ筋肉を鍛えなおすことが必要です。

【編集部】　よくわかりました。ありがとうございました。これで「内部環境の調節」の章は終わらせていただきます。──

あとがきに代えて
——弁証法を学ぶことを具体的に論じる——

瀬江千史

現代は、高度に分化した専門性の質が問われる時代となっています。なかでも医療と看護は、人間のいのちをあずかるのですから、高度な質が要求されるのは当然といえましょう。

ところが最近は、日々報道されるように、いわゆる医療ミスの続出であり、いのちをあずける現場への不信が高まっているのが現状です。そして、そのような現状から、大きく問題とされているのが、教育のありかたです。つまり、いのちをあずかる専門家を現場に送りだす、看護教育および医学教育そのものが大きく問われているのです。

こうした教育を考えるなかで、過去に医学教育を受け、また現在医師および医学生の指導にたずさわっている者として、つねづねうらやましく思っていることがありました。

それは、二〇数年前に、突如としてこの日本でデビューした看護教育の体系性です。すなわちこの看護教育は、専門の内容が見事に整序され、しかもすべてがしっかりとつながっているのです。過去はもちろん現在も、断片的な膨大な知識をただひたすらに記憶させる医学教育とは大きく違うのです。

では、なぜそのような違いがでてきているのでしょうか。それは、この看護教育はその背後に、科学的学問体系をしっかりともっているからであり、現在までの医学教育にはそれがないからです。

この看護学の科学的学問体系とは、もちろん薄井坦子先生の『科学的看護論』(日本看護協会出版会)です。薄井看護論のデビューによって看護教育内容は、この確立された科学的看護学体系をしっかりとふまえて展開され、その科学的看護理論を使える専門家の養成へと、この二〇年あまりの間に着実に発展していました。

これはどういうことかを簡単にいいますなら、この看護教育内容は、看護場面においてどのような事実を目の前にしても、看護者は自分のアタマで筋道をたてて考え、対処していける看護の実力を備えた専門家を養成する教育内容となっているのです。

そのようななかで、一九八七年、薄井先生が『ナースが視る人体』(講談社)を出版されました。これは「看護のための人間論」とあるとおりに、看護学体系の構造論である、対象論の基盤として位置づけられるものでした。

つまり、この書は、人間が生きているとはどういうことかを、その人生の構造・その生活の構造に分けいって説いてあるのであり、それまでの知識のよせ集めであった解剖学、生理学、生化学が、〝生きている人間〟の生活過程の全体像としてつながったものになりました。

しかもこの書は、多くの図版で構成され、非常にビジュアルなものであったため、看護学生や看護実践家の方々が、この一冊をしっかりと学べば、生きている人間の全体およびその構造を、自らのアタマのなかに像としていきいきと描きだせるようになるというものでした。

そしてこれは、看護学生ばかりでなく医学生にとっても同じであり、私自身医学生の教育に大いに使わせていただきました。

ところが現在の医学部の授業は、解剖学にしても、生理学、生化学にしても、学生に生きている人間の全体像を描かせることなしに、いきなり高度化・高質化されたとする部分の細かな事実に入ってしまいます。

しかしながら、真の教育のためには、そういった、大学の先生方が考えている高度な内容とされるものから入ったのでは、科学的に高度な内容の教育は、絶対に不可能になってしまいます。

これらについては簡単には『看護学と医学（下巻）――医学原論入門』（現代社）を参照してください。そして、詳しくは、二〇〇四年に発刊された学術雑誌『学城 ZA-KHEM, sp』（日本弁証法論理学研究会編、現代社）で展開される「科学的医学教育論とは」で学んでほしいと思います。とりあえず、ここでは実地編として説いておきます。

医学生にはまず『ナースが視る人体』を、全編通じてしっかりと読ませ、生きている人間の全体像をおぼろげながらにでもイメージさせ、そのうえで、その日の解剖学や生理学の講義や実習が、その全体像のどの部分をより詳しく学ぶことになるのかをしっかりと意識して臨み、授業のあとは、その日学んだ細かな知識が、『ナースが視る人体』のどこにどのように位置づけられるのかを考える……、ということをくりかえさせることがとても大切です。

そうすることによって、医学生のアタマのなかに、生きている人間の生活過程の全体像が、より構造にたち入ったかたちで、少しずついきいきと描けるようになっていくのです。これが私の教育体系の一コマです。

このように『ナースが視る人体』の真価を実地の教育を通して感じとっていましたので、この書が、学術書としては驚異的な十万部をこすベストセラーになったというのも、当然のことと思えました。

ところが、驚いたことに、これだけの書物が、肝心の看護教育においては、必ずしも充分に活用されていない、という新たな現実を知ることにもなりました。

たしかに看護学生達は、この『ナースが視る人体』を持ってはいるのですが、一度読んだだけで本棚にしまいこみ、大学での解剖学、生理学、生化学の授業の内容は、この書から、そしてこの書へとつなげることなしに、医学生顔まけの膨大な知識の暗記に終始しているのです。

こうなってはもう看護学はどこかへ飛んでいってしまって、知識だけはすごいという、医師の手足ならぬ副医師（皮肉です！）としての存在を誇示してやまない某国の看護集団と同じことになってしまうのでは……と寒い気がしています。

それに輪をかけるように、最近、次のような書物すら発刊されています。それは『看護のための最新医学講座』(日野原重明他監修、中山書店)という、なんと全三十六巻からなる、講座というより「全集」ともいうべきものです。

これを学んで、どんな看護師が誕生するのでしょうか。もう一度いいます。医師と同じような知識を習得して、どんな看護ができるというのでしょうか。これを当然の書と受けとめる看護関係者がいるとしたら……と私は暗い思いになってしまいます。

もちろんこれは、教える側の医師をも含めた大学教官の実力のなさによるところが大きいのですが、これでは、薄井先生が、「〝対象論が豊かにならなければよりよい看護を実現することはできない〟という悲願の実現をめざして」、「看護のための人間論」として著わされたこの書の意図がまったく生かされておらず、「なんともったいない! この書を看護教育の基盤にすえれば、専門家としてのアタマのなかが見事に整っていくのに……」と残念に思っていました。

そうした折に、現代社から『ナースが視る人体』の解説編を出版したい、という企画がもちこまれました。

私自身、一九八六年に、医学一般論である「医学の復権」を発表し、そのなかで医学体系の基盤にすえる科学的生理学の重要性を説き、その頃までに、ほぼそれを構築しおえていたことと、何よりも、私が尊敬する学問的恩師でいらっしゃる薄井先生と御一緒の仕事ということで、緊張しながらも引き受けることにしました。

こうしてできたのが『看護の生理学』であり、現在第三巻まで刊行しましたから、第四巻以降もひきつづき出していきたいと思っています。

本書を、『ナースが視る人体』とあわせてどう読んだらいいのかは、第一巻の「はじめに」に書いてありますので、参照していただくとして、ここでは次のことだけ記しておきます。

本書では、太陽系の地球上に誕生した生命体のもっとも発展した存在である人間が、「生きているとは、すなわち生活しているとはどういうことか」を一般的にイメージしたうえで、その内部構造に入り、生きている、すなわち生活している人間の内部で、どのような営みが行なわれているのか、そしてそれはどうして必要なのか、さらにどうして必要になったのかを、全体とのつながりで理解し、ついで、そのような営みが歪んでいくのはどうしてなのか、歪んでいったらどういうことになるのかにつなげるかたちで理解してほしいということです。

このように理解するということが、論理的に、すなわち筋道たてて理解するということであり、こうした理解のしかたが自分の実力になれば、現実のどのような患者を目の前にしても、どうしたらよいかの道筋がおのずとみえてくるようになるのです。

本書のシリーズは、そのような考え方の筋道をしっかりと示しながらの展開となっていますので、くりかえしくりかえし読み、さらに自分の事実や自分が受けもった患者の事実を考えながらくりかえしくりかえし読むことを続けていってください。その努力を重ねることによって、必ず見事な看護者としての実力がついていくはずです。

さて最後に、第一巻、第二巻と、薄井先生と御一緒に仕事をさせていただくなかで感じたことに触れておきたいと思います。

薄井先生は、私の学問上の恩師のお一人であり、私がどれほど薄井先生の看護学に学ばせていただいたかは、これまでの私の著者に書いてきたとおりです。その薄井先生と仕事をさせていただくなかで、あらためて感じることがふたつありました。

ひとつは、〝科学的〟ということです。本書ではそのテーマにそって、人間が生きているとはどういうことかを、看護学の視点と、医学の視点から、それぞれ論じてきたわけですが、人間の生理構造については、必ず同じ答になったということです。

これは、自分が対象とする専門分野の事実という事実をしっかりとみつめていくなかで、その事実から論理をたどりとってくることができるようになれば、必ず同じ結論にいきつくということであり、これがとりもなおさず、科学的ということです。

すなわち「科学とは事実から論理を導きだし、一般的法則にまで高めて体系化した認識である」という科学の定義からすれば当然なのですが、薄井先生とはじめての共同の作業の過程で実感することができました。

ふたつ目は、〝弁証法を学びきったばあいの実力〟ということです。

私は、科学的生理学を構築するにあたり、日本弁証法論理学研究会で、東京大学、東北大学、大阪大学等々のエリート達と、十数年にわたって「生命の歴史」を究明し、あらたな「生命史観」を措定してきました。その成果の一端は、何人かの手によって『綜合看護』（現代社）誌上に、「看護のための『いのちの歴史の物語』」として連載し、二〇〇七年に『看護のための「いのちの歴史」の物語』（本田克也・加藤幸信・浅野昌充・神庭純子著、現代社）として出版しましたが、この「生命の歴史」の究明に、絶対に不可欠だったのが弁証法でした。

すなわち、太陽系の地球上に地球とは相対的独立に誕生した生命体が、地球と相互浸透しながら発展した構造の理論的解明は、「自然、社会、精神をつらぬく運動の一般性の法則にかかわる学問」である弁証法の力を抜きにしては、つまり、弁証法の実力を適用することなしには不可能だったのです。

したがって私は、本書における生理学上のさまざまな問題はすべて、弁証法の実力によって構築された「生命の歴史」から解いていったのですが、それもまた、薄井先生が独自に出される解答と、すべて一致するものでした。

薄井先生も、御著書の随所で、弁証法の重要性、必要性を説いていらっしゃいますが、この仕事をとおして、あらためて、学問構築における弁証法の学びのすごさを実感することになりました。

したがって、学者を志す方はもちろんのこと、理論的実践家を志す方にも、ぜひこの弁証法を実力としてほしいと思います。

なお、この弁証法の基本書は、読者なら御承知の『弁証法はどういう科学か』(三浦つとむ著、講談社)です。

過去にこの書に学ばれたみなさんであっても、どうかもう一度、ぜひ次のような方法でこの書を学び直していただきたいと願っています。

といいますのは、医学部の学生はもちろんのこと、看護学部の学生ですら、自分たちの受験勉強の実力を、弁証法を学べる実力と錯覚しかねない人が多数いるから！ です。

大学受験で良い成績をとったことと、弁証法がきちんと学べることとの因果関係は、プラスの方向ではほとんどありません。せいぜいのところ、知識を習得した程度でしょう。それも、体系的にではなく、受験的にです。それだけに、受験勉強はマイナス方向への実力、つまり、弁証法がものにならない実力へと転化しているといっても過言ではないと思います。

では、どうしたら弁証法は学べるのか、弁証法の学問への応用の力がつくのか、を問いたい方が数多くいるはずです。なぜなら、医学生・看護学生で、弁証法を学んだと思ってきている人の大半は、自分の専門分野に少しも役にたてられない現実をもっているはずだからです。

そこで、『弁証法はどういう科学か』(前出)を読み進むうえでの、しっかりとした学び直しかたを答えておきます。学び直しかたはふたつあります。

ひとつは、『科学的看護論』（前出）をはじめとする、薄井先生のすべての著作は、全編、全頁、全目次、そのすべてが弁証法的に構成されていることを、まず信じてかかることです。

弁証法の実力とは、けっして弁証法のことを知っていることではありません。弁証法の言葉を用いてみても、それはたんなる知識です。受験用の実力であり、弁証法の文章の言葉の暗記でしかありません。これは医療にも看護にも、何の役にもたちません。このことは、試したはずのあなた方がよく知っているはずです。

まして、そのうえをいく、弁証法を適用するとは、あなた方が思っているはずのような、弁証法の言葉や法則と称する何行かの文字を、文章のなかで使用することではありません。

これでは、小学生が作文という文章のなかで、たとえば、「DNAの法則」云々などと、ありもしないことを文字で用いるのと、あまり違いはない！とわかってください。

では、どうしたら弁証法はわかるのか、どのようなものが弁証法の実力なのかをみるのは簡単です。

さきにあげた『科学的看護論』を、まずみてください。

題名の「科学的看護論」が、まず弁証法の実力！なのです。これは、弁証法そのもの！ではないのですが、弁証法の実力が、この題名となって凝縮したものであり、これが弁証法が適用された題名なのです。もちろん、弁証法を知らない方が、これと同じ題名を使っても、弁証法の適用された題名にはなりません。薄井先生の著作だから、弁証法を何十年にもわたって研鑽された先生の著作だから、弁証法的なのです。

信じられないあなたは、薄井先生に、お聞きしてごらんなさい。この著作を弁証法的題名にするために、何十もの題名を考えられ、結果として、『科学的看護論』に収斂されたことを話していただけるでしょう。

次には「まえがき」です。これも弁証法の実力が書かせたものです。それだけに、最初の一行から最後の一行まで、すべて弁証法の適用であり、応用となっていることを信じることが大事です。

弁証法の実力とは、三法則とか矛盾とかの言葉ではありません。弁証法そのものを、脳のすべての働きとすること！ なのです。ですから、脳のはたらき、すなわち頭脳活動のすべてが、弁証法の実力であり、適用であり、応用となってくるものなのです。

その次の「目次」もそうです。すべて弁証法的であり、弁証法の実力であり、弁証法の適用なのです。そこをひとつひとつ、これが弁証法の現象形態のひとつひとつなのだ、全体として弁証法のすべて！ なのだと信じて、わかっていく努力が弁証法の学びなのです。

『弁証法はどういう科学か』（前出）は基本書、つまり教科書です。それを実力化して適用した書物が、この『科学的看護論』の全編の全内容（もちろん本文を含めて）なのです。弁証法の適用とは、かくのごときをいうのです。けっして言葉を用いることではありません。

そのように、薄井先生の他の著作のすべてが、以上のような弁証法的！ 展開として書かれていることを忘れないでください。

そして、もちろんのこと、私の『医学の復権』（現代社）からなる一連の著作もすべて、以上のように、弁証法の実力から書かれ、弁証法の適用・応用としてものされていることをわかってください。

さて、弁証法の学び直しかたのふたつ目に移ります。このふたつ目は、以上のひとつ目の学び直しがなぜ必要なのか、どう考えながら学び直すのがよいのかを、これまたしっかりと学ぶためのもの、学び方そのもの！　です。

それは、現在、『綜合看護』（前出）誌に南郷継正先生が連載されている〝夢講義〟、およびすでに刊行されている、『なんごうつぐまさが説く看護学科・心理学科学生への〝夢〟講義(1)(2)(3)』（現代社）を、一流大学を受験する勉強レベルの熱心さで読み直すことです。

この〝夢講義〟には、それこそあなたの人生を大きく変えてもらえるほどの、すばらしい〝物語〟が説かれています。それは、「なぜほとんどの人々が、弁証法を学びながら、弁証法がものにならないのか、なぜたいていの人々が、〝こころ〟をわかろうと学んでも、〝こころ〟が少しもわからないのか」について、詳しく物語風に説くばかりでなく、その正しい道、その正しい方法はこれですよ！　とやさしく説いてくれている、まさに〝夢のような講義〟だからです。本当に弁証法をものにしたいという望みを抱いた人々にとっては、まさしく〝夢講義〟なのです。この内容にしっかりと学ぶことにつきます。

以上、「あとがき」といいながら、読者のみなさんの弁証法にかかわって、なぜうまくいくつもりの弁証法の学びが結果としてだめだったのか、弁証法の本物の実力をつけるのはどうしたらよいのかについて、本文に並んでもよいほどの展開をしてきました。

これはひとえに、二十一世紀をまともに生きたいみなさんに、歪んだ努力、まちがった学びをしてほしくないからです。

いずれ、第三巻、あるいは他の著作でお目にかかると思いますが、その頃までには、みなさんが、「あっ、この文のこれが弁証法を内に秘めたところなのね。でも、どこをとりあげてみても、みんな弁証法的展開になっているわね」と、心のなかで、自分の実力に感心されるようになっておられることを願って、あとがきに代えます。

二〇〇〇年十二月五日

二〇〇九年七月七日　改稿

索　引

著者

薄《うす》井《い》 坦《ひろ》子《こ》

お茶の水女子大学で教育学を専攻、後に東京大学医学部衛生看護学科で看護学を学び、以来、看護学の文献研究から調査研究へ、そして実践へと逆コースで看護とは何かを探究してきた。ナイチンゲールにおいてすでに看護の本質が解明されていることを発見し、その後看護教育に専念できるようになった。東京女子医大看護短大教授、千葉大学看護学部教授、宮崎県立看護大学学長を経て、現在、千葉大学名誉教授・宮崎県立看護大学名誉教授。

瀬《せ》江《ごう》 千《ち》史《ふみ》

東北大学医学部卒業、医学博士。医学への道を志し、医学の科学的体系化こそ自らの生涯を賭ける対象と決意し、医療の理論化への道を歩む。爾来十有余年にして体系化の骨格を構築し得、その本質論的一般論として『医学の復権』(現代社)を世に問う。その後、医学原論の理論的展開を計るべく、その構造論である常態論、病態論、治療論に専心す。『改訂版・育児の生理学』『看護学と医学 (上)(下)』『医学教育 概論 (1)～(6)』(共著)『新・頭脳の科学(上)(下)』(共著) を著わす。理論医学研究会代表幹事。

現代社白鳳選書 22

看護の生理学 (2)

人間をみる看護の視点

2001年 1 月20日 第1版第1刷発行©
2017年 1 月15日 第1版第6刷発行

著 者 薄 井 坦 子
瀬 江 千 史

発行者 小 南 吉 彦

印 刷 中央印刷株式会社
製 本 誠製本株式会社

発行所 東京都新宿区早稲田鶴巻町514番地 (〒162-0041) 株式会社 現 代 社

電話:03-3203-5061 振替:00150-3-68248

*落丁本・乱丁本はお取り替えいたします

ISBN 978-4-87474-102-3 C3247